「休養」にいいこと、1冊にまとめました

工藤孝文 監修

宝島社新書

はじめに

大したことをした覚えもないのに「なんとなく疲れている」、やろうと思っているのに「体が動かない」「やる気が出ない」といったことはないでしょうか。いわゆる「なんだか不調」という状態です。

病院に行っても「病気ではない」と言われてしまい、原因がわからずに不安な気持ちになることもあるでしょう。こんな「体の不調」は、実は「心の不調」のサイン。「これくらい簡単なこと」と自分に言い聞かせ、「やらなくては」「がんばらなくちゃ」と無理をしてストレスいっぱいになっている自分を守るために、心が訴えかけているのです。

心が疲れていると体調が悪くなり、楽しいことやワクワクすることがあれば体調も良くなりますよね。このように体と心はリンクしているのですが、心の不調は主に免疫力の低下という形で体に影響を与えます。免疫力が落ちると疲れもたまりやすくなり、それが憂うつな気持ちを引き起こし、さらに体に悪影響を与える、といった負のスパイラルに陥ってしまいます。

そんな負のスパイラルを避けるためには、疲れをため込まずに「休養」をとることが一番。「休むこと」は、体と心に良い習慣です。睡眠を含む生活習慣や、栄養を考えた食事などで体をいたわり休めることで、心も自然と元気になります。また、心の不調の原因となるストレスをため込まない考え方を身につけることも非常に重要です。

この本では、そんな体にいい生活習慣や食事のコツ、ストレスをためないための「休養」の方法をまとめて紹介しています。大切なのは、無理をしないこと。ラクにやれること、やりたいと思うことから試していきましょう。

２０２５年３月吉日

工藤孝文

「休養」にいいこと、1冊にまとめました　目次

休息して日々を楽しく過ごすための「ストレスケア」

第2章

仕事で疲れた心と体をリフレッシュする「リセット法」

第3章

体をしっかり休めて回復する「眠り方」

第4章

疲れを癒やしてリセットする「生活習慣」

第5章

疲れない体が手に入る「食事習慣」

第1章

休息して日々を楽しく過ごすための「ストレスケア」

休養の最大の敵といっても過言ではない
「ストレス」から解放されるテクニックをご紹介。
日常に少しずつ取り入れることで、
最高の休養を手に入れましょう。

高級スイーツや日帰り温泉など自分を思う存分甘やかす習慣を作る

取引先へのプレゼンがうまくいったとき、理不尽なクレームにもどうにか対応できたとき……、または友人の心ない言葉に怒らずにこらえたときなど、私たちには仕事やプライベートで「がんばった！」と感じる瞬間があります。そのようなときには、自分がどれだけ努力したかをしっかり実感し、誇りに思うことが大切です。

そういった瞬間に、「これくらいは大したことではない」と自分のがんばりを過小評価してしまうこともありますが、そんなことはやめましょう。自分を過小評価せず、むしろそのがんばりを認め、自分へのごほうびとして思いっきり甘やかすことが、次への励みになります。たとえば、少し高級なワインやスイーツを買ってみる、または日帰りでも温泉に行ってリフレッシュするなど、自分が心から楽しめる時間を作ることは非常に有効です。

また、小さな目標でも達成できたときには、自分をほめてあげる習慣をつけることが大切です。それが習慣になれば、「自分へのごほうびのために今日もがんばろう！」という気持ちが自然と強くなります。義務感や「がんばらなくちゃ」というプレッシャーからではなく、自分のためにがんばることができるようになり、心からの充実感を得られるようになるのです。

小さな目標を達成したくらいでごほうびを用意することに気が引けてしまう、というときには、身近なもの、よく使うものを新しくするところから始めてみましょう。財布や文具などでも、新調すればドーパミンが出て、気分が上がります。

もし、ほかの人からそのがんばりをほめてもらえなかったとしても、全く気にする必要はありません。だれよりもそのがんばりをよく知っているのは、ほかでもない自分自身です。だからこそ、自分をしっかりと認めて、心から自分をほめてあげることが大切です。自分を愛し、励まし、次のステップに向けて前向きな気持ちを持つために、この「自分へのごほうび」を忘れないようにしましょう。

「思いっきり大泣き」する時間を作って
ストレスや疲れを軽減

ストレスの解消に意外と役立つのが「大泣きする」ことです。これは、私たちの体にある交感神経と副交感神経という2つの自律神経のうち、眠っているときやリラックスしているときに強く働く副交感神経が涙を流すことでも優位になるのを利用した方法です。泣くことで体がリラックス状態になり、気持ちを落ち着け、ストレスを和らげるのです。たとえば、失恋などのつらい出来事でぐっと涙をこらえるより、大泣きしたほうが不思議と気分がすっきりすることがありますが、これは泣くことによって副交感神経が活発に働き、心と体がリラックスするからです。

しかし、大人になると、思いっきり泣くことが意外と難しくなります。特に、周りに人がいるときや職場などの公共の場では、悲しかったり悔しかったりしても涙をこらえてしまうことが多くなるものです。大人になると、感情を表に出さないようにしようとする意識が強くなるため、泣くことがかえってストレスをため込む原因になることも。そこで、映画や本に感動するなど、感情を素直に表現することができる体験を通じて「正しく泣く」ことを習慣にする方法、いわゆる「涙活（るいかつ）」というものがあります。これは、感情を解放することでストレスを解消し、心を安定させるための方法です。自分一人では泣けない人のために、意図的に泣ける環境を提供するイベントが催されるなど、泣くことの重要性が再認識されています。

時には、周りの目を気にせず、我慢せずに思いっきり泣くことが、心をリセットするためにはとても効果的です。感情を外に出すことで、脳が「リラックスモード」に切り替わり、ストレスや疲れが軽減され、気持ちが落ち着くのです。大泣きすることは、ただの感情表現ではなく、身体的にも精神的にも深い癒やしをもたらしてくれる手段であることを覚えておきましょう。

ちなみに、怒っているときに出る涙は、ストレスがさらに強くなる涙です。また、ドライアイなど感情と関係なく流れ出る涙も、ストレス解消の効果はありません。

掃除・洗濯などをやってみると負のループから抜け出せる

悩んでいるとき、「解決しなければ」と思いつつ、実は前向きに考えることができず、気持ちが膨らむばかりで悩み続けてしまうことがあります。そうして、不安だけがどんどん膨らんでいくという「負のループ」に陥ることはよくあることです。悩みが深くなるにつれて、なかなか気持ちが前に進まないという状況に苦しんでしまうことも多いですよね。そんなときには、まず行動を起こしてみましょう。「案ずるより産むがやすし」や「下手の考え休むに似たり」という言葉がありますが、悩んでいる時間が長くなるほど、頭の中で考えがぐるぐる回り続けてしまいます。とにかく手や体を動かしてみることで、気持ちがリセットされることがあります。何かをしているときは、悩みや不安などの考えが一時的に頭から離れるからです。

掃除や洗濯といった家事や、編み物、絵を描く、ガーデニングなど、自分が興味を持っている趣味の作業を黙々と行うことで、自然と頭の中のネガティブな考えを追い出すことができます。手や体を動かすことで、心も少しずつ落ち着いてくるのです。こういった作業は、単なる作業にとどまらず、心の整理をするための大切な時間になるのです。

さらに、悩んでいるときや行き詰まったときには、「これをやる」というリストを事前に作っておくのもおすすめです。もしものときには、リストに書いた順番でやるべきことを淡々とこなしていくことで、無駄に悩んだり煮詰まったりする時間を減らすことができます。リストをこなす過程で、自然と頭の中にあったネガティブな考えがどこかに行ってしまい、気分が軽くなることもあります。

もちろん、問題や課題は最終的に解決しなければならないものですが、その解決までのプロセスで「前向きに考える」と「ただ悩んでいるだけ」の違いをきちんと理解することが大切です。悩みを深めすぎて負のループに入らないように、上手に気分転換をし、心の中で切り替えをすることが重要です。

ネガティブ思考が襲ってきたら「きっとうまくいく」と言葉にして前向きに

考え方や物ごとの捉え方で、ネガティブよりもポジティブなほうが良いのは言うまでもありません。しかし、実際には、ネガティブ思考が強い人が無理にポジティブに考えようとしても、うまくいかないことが多く、その結果として逆に疲れてしまうことがよくあります。ポジティブ、ネガティブといった思考のタイプは遺伝的にある程度決まっているとされており、私たちが生まれ持っている思考の傾向を努力だけで完全に変えるのは、非常に難しいものです。ポジティブな思考を持つことができる人もいれば、どうしてもネガティブに考えてしまう人もいるのは、そのためです。

そんなときに役立つのが、ポジティブな言葉を意識的に口に出してみることです。「きっとうまくいく」「自分にはできる」「大丈夫」など、前向きな言葉を実際に声に出してみましょう。たとえうまくいかない日があっても、「だけど、○○はちゃんとできて良かった」「あれは前よりも少し進歩した」と、自分が達成した小さなことや良かったことを意識して探してみることが大切です。ポジティブな言葉を使うことで、気持ちが少しずつ前向きになり、自己肯定感も高まっていきます。

また、日本人はよくほかの人に何かしてもらったときに、つい「すいません」と言ってしまうことが多いのですが、こうした場面では「ありがとう」と言うほうが、相手もうれしい気持ちになることが多いものです。自分の気持ちを伝える言葉を変えることで、相手に与える印象も大きく変わり、良い関係を築く助けになります。

ポジティブな言葉を口に出すことは、まさに「言霊（ことだま）」の力を借りて、自分の心に働きかけることにほかなりません。言葉には思っている以上の力があると言われており、その力をうまく利用すれば、少しずつでもポジティブな自分に近づいていけるはずです。毎日繰り返すうちに、そのポジティブな言葉が習慣となり、自然に前向きな気持ちを持てるようになるでしょう。

不安を感じているときは「知らない世界」の本を読んで現実逃避

不安や悩みに押しつぶされそうなときは、「積極的な現実逃避」がとても効果的です。現実逃避と聞くと、どうしてもマイナスなイメージが強く、逃げることは良くないという考えが先行しがちですが、実際にはうまく使えば心のリフレッシュになります。時には、日常から思い切り離れた非日常の世界に飛び込むことで、日々のストレスや悩みをひととき忘れ、心と体をリラックスさせることができるのです。現実の問題から少し距離を取ることは、心の整理にもつながります。

日々の悩みやネガティブな思考を吹き飛ばす方法としておすすめなのが、たとえば宇宙に関する本を読んだり、全く未知の世界について学ぶことです。宇宙の途方もない広さや、「宇宙にはダイヤモンドでできている星がある」といった驚くべき事実など、スケールが桁違いの話を知ることで、日常の悩みとはまったく異なる世界に心が引き寄せられます。このような壮大で不思議な話にワクワクすることで、不安やストレスを引き起こす脳内伝達物質のノルアドレナリンの分泌が抑えられ、自然と不安な気持ちから解放されます。

もちろん、宇宙に限らず、あまり興味がない話では効果が薄いこともあるため、自分が興味を持てる分野の本や資料を探してみると良いでしょう。宇宙のような壮大な話に限らず、何か自分が全く知らない世界を教えてくれるような情報であれば、効果的に現実逃避をして気持ちをリフレッシュできます。たとえば、ファンタジーや歴史的な物語、異文化についての本や映画なども有効です。映画や音楽、動画など、自分の知らない世界を体験できるものであれば、どんなメディアでもかまいません。重要なのは、その未知の世界に自分の心が引き込まれることです。

この方法は、ネガティブ思考を断ち切り、心をリフレッシュするための非常に有効な手段となります。普段接している世界から一歩踏み出して、異なる視点や新しい価値観を得ることで、思考が柔軟になり、悩みや不安から解放されやすくなります。

元気が出ないときは「好きなもの」を順番に並べて実行してドーパミンを分泌

なぜか調子が出ない、元気がない……というときに、まず見直すべきなのは生活習慣です。生活リズムが不規則になってしまうと、自律神経が乱れ、身体や心にさまざまな不調が現れます。その一つが、やる気ホルモンであるドーパミンの分泌低下です。ドーパミンは、私たちがやる気を感じるために重要な役割を果たしている物質で、その分泌が低下すると、元気が出ず、何事にも積極的に取り組む気力が湧きにくくなります。元気が出ないと感じたときは、まず生活習慣を見直し、なるべく規則正しい生活を心がけることが大切です。早寝早起きを意識し、食事や運動も規則的に行うようにすると、体調が整い、徐々に元気を取り戻すことができます。

もう一つおすすめなのが、「好きなことリスト」を作って、その内容を順番に実行していくことです。ネットで動画を観る、お菓子を作る、マンガを読む、カフェ巡りをするなど、自分が楽しいと感じることや、時間を忘れて熱中できることをリストアップして、順番に取り組んでみましょう。リストにしたことを実行していくと、ドーパミンの分泌が促進され、脳が活性化して気分が良くなります。ドーパミンが分泌されることで、やる気が自然と湧いてきて、気持ちが前向きになるのです。

この「好きなことリスト」によるドーパミンの分泌促進は、実は医療の現場でも心身症の治療法として活用されているほど、その効果が実証されています。心身の不調や元気が出ない原因がはっきりしないときにも、リストに書いたことを実行することで気分が変わり、心身ともにリフレッシュできます。もし、体調が悪かったり、元気が出ない理由が思い当たらないときには、このリストを試してみることをおすすめします。ドーパミンが分泌されることで、脳のやる気スイッチがオンになり、自然とポジティブな気持ちが生まれ、前向きに生活できる自分に戻れるはずです。些細(ささい)なことから始めて、好きなことを楽しむ時間を作ることで、心と体が元気を取り戻し、充実した日々を過ごせるようになります。

心を守るために
攻撃的なＳＮＳから距離を取る

最近のニュースは、暗い内容のものが数多くあります。先が見えない感染症や、いつ起きるかわからない災害、どんどん上がる物価、遠い異国の終わらない戦争など、不安な気持ちにさせるものばかりです。

そのような情報は、目にしている人のメンタルにも悪い影響を与えます。「体調を崩しているわけでもないのに気持ちが重たい……」と感じるときは、心が世間の暗いニュースに引きずられているのかもしれません。もしそんな心当たりがあるなら、意識的に暗いニュースから距離を取ることが必要です。自分の気持ちを守るために、情報の取捨選択が大切になってきます。また、インターネット上での中傷や攻撃的な投稿が後を絶たないＳＮＳも、その一因となることがあるので、そのような場所を避けることも有効です。

　もちろん、暗いニュースやＳＮＳから距離を取ったとしても、心の疲れはすぐに回復するわけではありません。そのため、心の回復には時間がかかることを理解しておくことが大切です。心が疲れているとき、少しでも心の癒やしを感じることができると、回復の手助けになります。そんなときにおすすめなのが、アニマルセラピーです。動物に触れることで、心の安定やリラックスを促進する効果があり、これは医療現場でも積極的に取り入れられている方法です。ペットを飼っていない場合でも、猫カフェや犬カフェなど、動物と触れ合える場所が多く存在します。こうした場所で、動物たちと触れ合うことが心を穏やかにし、リフレッシュさせてくれるでしょう。

　また、動物と触れ合うことに加えて、植物を育てることも心を安定させる方法としておすすめです。植物は、育てる過程を楽しむことができ、その成長を見守ることで心が落ち着きます。植物の手入れをすることで、責任感が生まれ、日々の生活に安心感をもたらしてくれるでしょう。癒やしを取り入れることができるのです。

心の不調をケアするために
まずは体の不調をメンテナンスする

東洋医学で使われる「胸脇苦満（きょうきょうくまん）」という言葉は、普段あまり耳にすることがないかもしれませんが、これは「肋骨（ろっこつ）の下の胸の痛み」を指します。この痛みは、物理的な問題だけでなく、精神的な原因にもつながりがあると東洋医学では考えています。患者さんがこの部分に痛みを訴える場合、単に体の問題にとどまらず、ストレスや精神的な不調が関わっていることがしばしばあります。身体的な不調の背後にある心の状態を重視するのが東洋医学の特徴です。

この考え方は、胸だけに限らず、目や喉、首、肩、さらにはお腹の不調にも適用されます。体のすべての部分に現れる不調を、心の問題との関連性を含めて診断し、その原因を探ることが大切です。西洋医学では、まぶたの痙攣（けいれん）や喉の違和感、首や肩のコリ、胃の不調など、体の不調に対して個別に治療を行います。しかし、これらの症状が同時に現れる場合、東洋医学ではそれらが心から発信された悲鳴のようなものであると捉えます。

東洋医学では、心の不調をケアするために、まず体の悪い部分をメンテナンスすることが基本となります。心の問題の原因を取り除くためには、まず体を治すことが大切であるという考え方です。心の不調が体に現れるという観点から、体と心は密接に関わっていると理解されています。体の状態を整えることが、心の癒やしにもつながるというわけです。

また、漢方や鍼灸（しんきゅう）などの東洋医学は、体の健康を取り戻すだけでなく、心の回復にも大いに役立ちます。これらの療法は、体の状態を整え、自然治癒力を引き出すことによって、心のバランスをも改善し、精神的な不調を軽減する効果が期待できるのです。心理的なストレスや不安を抱えたときに、身体的なアプローチを通して心も癒やすことができるため、東洋医学は心と体の両方にアプローチする統合的な療法と言えるでしょう。

ストレスを軽減する幸せホルモンはなでることでたくさん分泌される

ペットなどと触れ合うことは、「幸せホルモン」や「癒やしホルモン」とも呼ばれるオキシトシンの分泌を促し、幸福感を高めたり、気分を安定させたり、ストレスを緩和するなど、さまざまなポジティブな効果をもたらします。ペットとの触れ合いが心の安定に良い影響を与えることは広く知られていますが、実はこの効果は動物だけでなく、家族や親しい友人などとの触れ合いでも同じように得られるのです。人との触れ合いもオキシトシンを分泌させ、心を癒やしてくれるので、ペットと同じように大切にしたい関係性と言えるでしょう。

医療現場でも他者との触れ合いが心身に良い影響を与えることが認められており、その具体的な方法が「タッチケア」として行われています。この「タッチケア」

は、痛みの緩和や認知症の症状改善に役立つ治療法として注目され、取り入れられています。

特に効果的なのが、「オキシトシンタッチ」と呼ばれる方法です。このタッチは、相手の背中に手のひらを当て、少しずつ大きな円を描くようにゆっくりとなでるというシンプルな方法です。オキシトシンタッチの大きな特徴は、なでる側、なでられる側の両方にオキシトシンが分泌される点です。ペットをなでることで癒やされるのと同じように、なでられる側だけでなく、なでる側にも多くのオキシトシンが分泌されると言われています。つまり、心のつながりを深めるだけでなく、双方に幸福感をもたらすことができるのです。この方法は、手軽で効果的に心を癒やし、ストレスを軽減することができます。

オキシトシンタッチは、家族や親しい人々との関係をより深く感じさせるだけでなく、互いにリラックスして心を通わせる素晴らしい手段です。家族と一緒に過ごす時間を大切にし、ぜひこのタッチケアを試して、心のリフレッシュと心地よい時間を共有してみましょう。

他人を優先しがちな人は「自分のための日」を作ろう

社会で生活していれば、他者と支え合って生きていくのは当然のことでしょう。自分が助け合いの輪の中で役に立つことは、たいへん意義深いことです。しかし、特に真面目で責任感の強い人は、自分のことよりも周りのことを優先しがちです。自分の時間を犠牲にしてでも、他人のために尽力することが習慣化してしまい、その結果、自分が疲れ果ててしまうことも少なくありません。気づいたときには、どこかで息切れしていることもあります。周囲に気を配り、尽力すること自体は素晴らしいことで、社会を円滑に運営していくためにも必要不可欠なことです。しかし、そのために自分自身を犠牲にしてしまうのは本末転倒です。そうなる前に、自分をいたわる時間を作ることが大切です。

他者を気にしないことがどうしても難しいのであれば、「たまには自分を最優先にする」ことを意識的に取り入れてみると良いでしょう。自分を最優先にするとは、他人に頼まれても断る勇気を持ち、自分のために時間を作ることです。たとえば、月の最後の金曜日の夜や給料日直後の日曜日などを「自分のための日」と決め、ほかの予定を入れないようにしてみましょう。その時間は、どんなに周囲から誘いがあっても、「この日は自分のための日」と思って心に決め、楽しむことに集中します。

そうすることで、周囲の期待やお願いごとから少し離れることができ、思う存分自分の好きなことをして過ごす時間が作れます。たとえば、気になる本を読んだり、行きたかったカフェに行ったり、ただ何もせずボーッとするのも、心をリフレッシュさせる素晴らしい方法です。そんな自分だけの時間を持つことで、心の疲れを癒やし、また次の日から元気に活動できるようになります。自分の機嫌を取ることは決して自己中心的なことではなく、むしろ自分を元気にすることで、ほかの人をもっとサポートする力を得ることにもつながります。自分を大切にする時間を、ぜひ意識して作りましょう。

一日1回ガムを噛むだけでストレスや食欲を抑えられる

甘いものを食べて幸せな気分を感じるという人は多いでしょう。実際に甘いものには糖質が含まれており、これが脳内で「幸せホルモン」として知られるセロトニンの分泌を促すため、心地よい気分になるのです。しかし、この糖質は非常に依存性が高いため、つい摂り続けてしまうことがあります。そうすると、カロリー過多になり、結果的に体重が増加してしまう恐れがあるのです。

そこでおすすめしたいのが、ガムを噛むことです。ガムを噛むことで、満腹中枢を刺激するヒスタミンが分泌され、このヒスタミンが空腹感を和らげる効果があります。さらに、ヒスタミンはエネルギー代謝を促進し、脂肪の燃焼効率を高める役割も果たすため、ダイエット中の人にもぴったりです。ガムを噛むことで満足感が得られ、糖質の摂取を減らすことができるのです。

また、ガムをよく噛むことは、心理的にも良い効果があります。噛む動作が続くことで、恐怖や不安などに関与する脳の扁桃体の活動が抑えられ、副交感神経が優位になり、リラックス効果やストレス軽減にもつながります。実際、大リーガーをはじめとする多くのアスリートが試合中にガムを噛んでいるのは、集中力を高めたり、リラックス効果を得るためです。

さらに、ガムを噛むことによって唾液が分泌されるため、口腔内を乾燥から守り、細菌やウイルスの感染を防ぐ働きがあります。唾液には強力な抗菌力があり、虫歯や口内炎の予防にも効果的です。清潔な口内を保つことが、全身の健康にもつながります。

もしガムを噛んでも唾液が十分に出てこない場合、唾液分泌を促すストレッチを試してみると良いでしょう。「あいうえお」と口を大きく動かして発音することで、唾液の分泌が促されます。これにより、さらにリフレッシュし、口腔内を健康に保つことができます。

嫌なことは紙に書いて破ることで不安や悩み、ストレスを解消できる

嫌なことや悩みに直面すると、気持ちはどんどん内向きになり、堂々巡りの「負のループ」に陥ってしまいがちです。このような状態が続くと、ますます気分が落ち込み、思考がどんどんネガティブな方向に向かいがちです。そんなときは無理に我慢せず、嫌な気持ちを吐き出して、心の中をすっきりさせることが大切です。その方法は実はとても簡単で、だれでもすぐに実践できるものです。

まず、嫌なことや悩み、そしてそれに対して感じているネガティブな感情を、思いきって紙に書き出してみましょう。このときに重要なのは、パソコンやスマホではなく、あえて紙に手書きするということです。手書きにすることで、意外にもストレスが発散され、心の中が軽くなる感覚を味わえることがあります。紙に書き出

すことで、思考を整理し、感情をしっかりと外に出すことができるのです。

書くときには、なるべく太いペンを使い、大きめの字で書くことをおすすめします。これにより、頭の中で漠然と考えていたことが、しっかりと文字として表現され、思いが整理されていきます。大きな字で書くことで、無意識に悩みを解決しようとするプロセスが進み、思っていたよりも深刻でないことに気づいたり、解決策が見えてきたりすることもあるでしょう。そして、書き終えたらその紙を破いて捨ててしまいましょう。この行為が、心の中で抱えていた不安や悩みを外に出す儀式となり、意外なほど気分がすっきりします。

紙に書いて破るという方法は、実際に心療内科でも治療方法として使われている効果的な手段です。気分がもやもやしているときや、何かに悩んでいるときは、ぜひこの方法を試してみることをおすすめします。心の中にたまった思いを一度すべて吐き出し整理することで、驚くほど気分が軽くなるはずです。自分の気持ちを整理し、後ろ向きな思考を前向きに変えていく第一歩として、この方法を活用してみましょう。

嗅ぐだけでストレスに効くハーブを毎日の習慣にしてリラックス

良い香りを嗅ぐと、それだけで気分が和らいだり、リラックスしたりするものです。香りは嗅覚を通じて脳に届き、脳がそれに反応することで心身にさまざまな良い影響を与えます。そこでおすすめなのが、ハーブを毎日の習慣にすることです。ハーブの香りは自律神経を整え、ホルモンのバランスを調整して、心身をリラックスさせ、ストレスを軽減する効果があります。香りを嗅ぐことによって、気分が和らぎ、日々の疲れが癒やされるので、簡単に実践できるストレス解消法として非常に効果的です。

特にストレス解消やリラックス効果に高い効果を示すハーブとして、カモミール、ジャスミン、レモンバーム、ミント、クローブ、フェンネルなどがあります。これらのハーブは、うつ状態や不安感の改善にも効果があることが研究によって認められており、薬効が高いものです。たとえば、カモミールはリラックス効果が非常に高く、ジャスミンは心を穏やかにして心身をリフレッシュさせる効果があり、レモンバームは気分を軽くしてくれる作用があるとされています。

ハーブを暮らしの中に気軽に取り入れる方法としては、ハーブティーを飲むことが一番簡単で人気があります。また、ハーブを使ったハンドクリームやボディクリーム、アロマオイルなどのハーブ製品を使用するのも効果的です。さらに、ミントやカモミールなどは簡単に自宅で栽培できるため、自分で育てて楽しむのもおすすめです。クローブのようにスパイスとして料理に加えることも、香りを楽しむ方法の一つです。また、セロリや大葉、パクチーなどの香味野菜にもストレス軽減の効果が期待できるため、食生活に取り入れるのも良いでしょう。

ハーブにはさまざまな効能を持つものがあり、悩みに合わせて選ぶことができるのも魅力の一つです。自分の気分や体調に合わせてハーブを使うことで、毎日の生活に小さな癒やしを取り入れましょう。

ストレッチで体をほぐすように頭皮もマッサージして血行を促進する

意外と知られていませんが、首や肩と同じように頭にも「コリ」が存在することをご存じでしょうか。正確には、頭皮の内側にある前頭筋・側頭筋・後頭筋という筋肉部分がそのコリを形成しています。これらの筋肉は日々の生活で意識的に使うことが少なく、知らず知らずのうちに緊張が蓄積しやすくなります。ストレスや疲労がたまると、これらの筋肉が硬直し、コリが悪化することが多いのです。

その結果として、血液やリンパの流れが滞り、頭皮の血行不良を引き起こします。これが原因で、白髪が増えたり、髪の毛が細くなったり、抜け毛が多くなることもあります。さらに、頭皮のコリは顔の筋肉と密接に関連しているため、顔のシワやたるみ、シミの原因にもつながることがあります。顔の皮膚は頭皮と直接つながっているため、頭皮の健康が顔の表情や見た目に大きな影響を与えるのです。

頭のコリを解消するためには、まずは頭皮マッサージが効果的です。毎日のシャンプーの際に、頭皮マッサージを意識的に行い、髪の根元や頭皮全体をもみほぐすことを心がけましょう。これにより血行が促進され、筋肉のこわばりがほぐれてリラックスできます。コリが解消されると、体全体の自律神経も整い、ストレスが軽減され、日々の疲れもスッキリととれることでしょう。

さらに、頭皮には多くのツボも存在しており、これを刺激することもおすすめです。特に、抜け毛や不眠に効果的といわれる「百会（ひゃくえ）」というツボは、頭頂部のほぼ中心に位置しています。このツボを優しく押すことでも、リラックス効果や頭の血行を促進することができます。

頭や髪を清潔に保つために欠かせない日々のシャンプーですが、やりすぎには注意が必要です。頭皮が乾燥してしまうほどこすりすぎると、逆に皮脂が過剰に分泌されたり、炎症を引き起こすことも。過度な摩擦やシャンプーの使いすぎは頭皮に負担をかけ、健康的な髪の成長を妨げる原因となるため、適切な洗髪を心がけましょう。

腸は別名「第二の脳」！
腸内環境を改善して脳のストレスを減らす

ストレスが体に与える影響の一つとして「過敏性腸症候群」があります。これは、ストレスによって引き起こされる腸の不調で、下痢や便秘といった症状をもたらします。また、強い悲しみやショックを受けたときに、食事が摂れなくなるのも、ストレスが体に及ぼす影響の一例です。このように、脳が感じているストレスが内臓にも不調を引き起こすことがよくあります。ストレスによる影響で自律神経が乱れ、その結果、腸の働きが弱くなり、腸の調子が崩れてしまうのです。そして、便秘や下痢など腸に不調が起きると、それ自体がさらに脳にストレスを与え、負のサイクルが生まれます。

腸は「第二の脳」とも呼ばれ、脳に大きな影響を与える器官です。実際、うつ病の患者に腸内環境（腸内フローラ）が悪化している人が多いことからも、腸と心の深い関係が明らかになっています。腸が脳に大きな影響を与える理由の一つは、腸内で作られるセロトニンというホルモンにあります。セロトニンは幸せホルモンとも呼ばれ、気分を安定させる役割を果たします。実は、このセロトニンの材料になる物質の95%が腸内細菌によって作られているため、腸内環境が乱れるとセロトニンが不足し、精神的な不調を引き起こす可能性があるのです。

ストレスを減らし、腸内環境を整えるためには、食事に気を使うことが非常に重要です。特にヨーグルトや納豆などの発酵食品は腸内フローラを改善する効果が高いので、積極的に取り入れましょう。加えて、水溶性食物繊維を多く含む海藻やこんにゃく、里芋などは腸の働きを助け、便通を整えてくれます。また、オリゴ糖を豊富に含む食品、たとえばバナナやアスパラガス、玉ねぎなども腸内環境を整えるために効果的です。これらの食品を毎日欠かさず摂取することが、腸内フローラを改善し、セロトニンの分泌を促進するための鍵となります。心と体の健康を守るために、腸内環境のケアを意識的に行いましょう。

決めたことを途中で振り返らず やりきってから反省して判断力アップ

人として成長するために自分の行為を反省するのは、とても大事なことです。過去の自分を振り返り、どこを改善できるか考えることは、より良い自分に近づくための重要なステップです。しかし、気をつけたいのは反省のタイミング。何かをやるときに、すぐに振り返って反省を繰り返すのはやりすぎです。それでは反省というよりも、クヨクヨと悩んでいるだけで、むしろ自己批判に陥りやすくなります。過度に自分を責めることは、心に負担をかけてしまう原因となります。

たとえば、休日に外出した際、「今日はこの服じゃなくて別の服にしたほうが良かった」などと考え始めると止まらなくなり、せっかくの予定を楽しめなくなってしまうことがあります。こうした無駄な反省のクセが続くと、日常生活でも自分を過度に悩ませ、結局、今を楽しむことができなくなります。

人は日々、大小さまざまな決断をしながら生きています。じっくり考えてから決断することは、もちろん大切なことです。しかし、決断後に何度も考え直したり、迷ったりすることは、自分で自分を疲れさせ、無駄に時間を浪費してしまうことにつながります。こうした迷いは、最終的に自己嫌悪を引き起こし、さらに疲れてしまう原因になります。

一度決断したら、まずはその決断を最後までやり切ることが重要です。たとえ途中でうまくいかないことや間違いがあっても、反省は終わった後にまとめて行うようにしましょう。その反省を次に生かすことが大切です。今は、決断を下したその瞬間から行動に移すことに集中するべきです。そうすることで、後悔や迷いが少なくなり、次の選択を自信を持って行うことができるようになります。

このように、反省や悩みすぎることを避け、決断後は一度全力で取り組み、終わった後に冷静に振り返る習慣を持つことで、悩みが減り、決断力が増し、日々をより充実させることができるはずです。

一日だらだら過ごしたら充実した休みだと考えよう

5日間一生懸命に働いて、やっと訪れた週末。楽しみにしていた休日を充実させようと計画を立てていたのに、お昼すぎに目を覚まし、その後もだらだらと過ごして、気がついたら夜になってしまった……。そんな一日を過ごして後悔する人も多いのではないでしょうか。せっかくの貴重な休みに思うように時間を使えなかったことを悔やむ気持ちは十分理解できますが、だからといってその後悔に縛られて過ごすのはさらにもったいないことです。

後悔した気持ちを引きずりながら眠りについてしまうと、睡眠の質は下がり、疲れがとれず、身体の回復が十分にできません。さらに、その後の残りの休日を楽しむためのポジティブな気持ちも、次の週に向けるモチベーションも、どんどん低くなってしまいます。結局、後悔して過ごす時間を積み重ねることは、自分のエネルギーを消耗するだけです。

過ぎてしまった一日を後悔しながら貴重な休日を無駄にしてしまうのではなく、その気持ちを切り替えて、気持ちをリフレッシュすることが何よりも大切です。そのためにも、まずは「もう過ぎたことを後悔するのはやめよう」と決め、その後に何をするか冷静に考えることが必要です。たとえば、昼まで寝てしまって事前の予定が崩れた場合でも、「午後からはスーパーで買い物をして、きちんと晩ごはんを作ろう」「録画したドラマを週末のうちに全部見よう」「長い間読んでいなかった本を少しだけでも読み進めよう」など、最低限やることを決めて、それを実行するようにしましょう。ちょっとしたことでも、決めて行動することが大切です。

簡単なことでも計画通りに実行することが重要です。そうすることで達成感を得ることができ、後悔に包まれたまま次の週を迎えずに済むのです。そして、その積み重ねが次の休日や新しい週に対して、前向きな気持ちを持って臨むための原動力となるでしょう。

人をうらやましく感じたときは自分にあるものを並べて心を豊かに

インスタグラムなどで、高級ブランドの服やバッグに囲まれていたり、おしゃれなレストランで過ごしたりといった、キラキラした生活をアピールしている人たちの投稿を見ると、その生活がうらやましく感じることはよくあります。華やかなライフスタイルを楽しむ姿を見ると、自分の生活と比べてしまい、つい「もっとお金があれば」や「もっとおしゃれに過ごせたら」などと思ってしまうものです。

中には、そんな人と自分を比較して、みじめに感じたり、不幸を嘆いたり、モノやお金をたくさん持っていない自分の暮らしに不安を感じたりすることもあるでしょう。人はどうしても他人と自分を比較してしまう生き物であり、特に「自分が持っていないもの」や「他人が持っているもの」に心が引かれるのです。

しかし、自分にないもので必要以上に気に病んでも、結局は自分を苦しめるだけで、何の解決にもなりません。こんなときこそ、自分が本当に不幸なのかどうかを冷静に考えてみることが大切です。自分の持っているものに目を向け、それを確認することで、不安や悩みが少しずつ解消されることがあります。たとえば、大切な家族や愛するパートナー、親身になってくれる友人、やりがいのある仕事、今まで一生懸命に努力して手に入れた資格やスキルなど、これまでに自分が得てきたものを思い返してみましょう。それらは、ほかのだれかと比較できない、あなた自身の宝物です。これらの「持っているもの」を大切にし、さらに磨いていくことが、最終的には本当の幸せにつながるのです。

もし、自分にないものを手に入れることができたとしても、それが本当に自分を幸せにしてくれるのかどうかはわかりません。むしろ、今持っているものを守り、育てることのほうが、心の豊かさを感じられる瞬間が増えるでしょう。それに気づくことで、他人の生活に振り回されることなく、自分らしい幸せを追い求めることができるようになるはずです。

COLUMN 1

落ち込んだときこそ運動すべき理由

トラブルなどで気持ちが落ち込んだときは、体を動かす気分になれない、という人は多いでしょう。どんなに頭の中で「気持ちを切り替えなくちゃ」「がんばって解決しなくては」と一生懸命考えても、なかなか気分が切り替えられないことがあります。これは、心で感じた強いストレスは、頭でいくら考えても解消するのが難しいから。特に、精神的なストレスが強いと、体がうまく動かせなくなります。そのため、気持ちの切り替えがさらに難しくなるのです。

そんなときは、気分が乗らなくても体を動かすようにしましょう。心は頭よりも体の影響を受けるためです。体→心→頭という関係性は、科学的にも証明されています。

気軽にできておすすめなのは、階段の上り下り。会社やマンションなどの階段を1～2階分、上ったり下ったりしてみましょう。階段を上ることで血行が促進され、体が温まり、自然と気分も軽くなります。

リズミカルな動きをすると脳でセロトニンが分泌され、副交感神経が優位になって自律神経が整い、血流も良くなります。また、体を動かしている間は悩みやトラブルなどについて考え込むこともできないので、頭の中から悩みを追い出すことができます。

仕事で疲れた心と体をリフレッシュする「リセット法」

疲れの最大の原因であるストレス。
職場で積もっていくストレスから
自分を守るテクニックを身につけて、
上手に心と体を休めましょう。

1 仕事で座りっぱなしになるときは1時間に一度は立ち上がって血行促進

世界20カ国を対象にシドニー大学が行った調査結果によると、日本人が平日に座っている平均時間は約7時間であり、サウジアラビアと並んで最も長く座っている国だという結果が出ました。この長時間座り続けることが問題となる主な理由は、体に多くの悪影響を及ぼすからです。座りっぱなしの生活を続けることにより、「体の代謝機能が低下する」「血行が悪化する」といった健康上の問題が発生します。代謝が低下すると、脂肪燃焼効率が落ちるため、痩せにくくなるうえ、体内の老廃物がうまく排出されず、むくみが引き起こされることもあります。さらに、血行不良が進むと脳への酸素や栄養素の供給が不足し、集中力の低下を招く原因となります。仕事中にどうしても集中できずにボーッとしてしまうことがある人は、長時間座り続けて血行が悪化しているのかもしれません。

これらの問題を解決するためには、血行を良くし、代謝を上げるための方法を取り入れることが重要です。特に効果的なのは、下半身、特にお尻の大殿筋を鍛えること。お尻の筋肉を使うことによって、血行が促進され、全身の代謝が向上します。筋トレは気が進まないという人でも、手軽にできるスクワットを行うだけで十分な効果が得られます。スクワットは体を大きく動かし、短時間でも血行を促進できます。

1時間座り続けていると、その時間だけで余命が22分縮まるという恐ろしいデータもあります。デスクワークなどで長時間座っていることが避けられない場合でも、せめて1時間に1回は立ち上がるよう心がけることが大切です。その際、立ち上がったら少し歩いたり、簡単なストレッチや膝の曲げ伸ばしをすることが血行を改善し、体調を整えるのに役立ちます。また、水分補給をしながら休憩を取ることで、血流がさらに良くなり、体内の老廃物が排出されやすくなります。些細な習慣を積み重ねることで、長時間の座り仕事による体への負担を軽減でき、健康を守ることができます。

週末の「スマホ断ち」で脳疲労を回復し集中力をアップ！

ネットで動画を見たり、ゲームをしたり、ＳＮＳでコミュニケーションをしたりと、私たちの日常生活で欠かせない存在となっているスマートフォン（スマホ）。スマホがもたらす便利さは大きいですが、同時にその使用時間が長くなると、「見ているだけなのに疲れた」と感じることも多いのではないでしょうか。スマホを使っていると、情報が次々と画面に流れ込んできて、脳がそれを処理しようとフル稼働します。そのため、実際に体を動かしていなくても、脳が働き続けてしまい、知らず知らずのうちに疲れてしまうのです。現代社会では、長時間スマホを使っていることが当たり前になっているため、このような脳の疲れに気づかないことが多いのですが、実はこれが集中力や効率の低下を招いている原因の一つでもあります。

脳を休めるためには、スマホを使わない時間を意識的に作ることが重要です。このような時間を設けることを「デジタルデトックス」や「スマホ断ち」と呼びます。これらの方法は、脳をリセットし、休ませるために非常に効果的です。「気がついたらスマホを手に取ってしまう」という習慣がある人は、スマホ依存症の可能性があるかもしれません。もしその傾向が強いと感じたら、思い切って「スマホを使わない日」を設けることをおすすめします。初めは難しいかもしれませんが、１週間に1回、スマホを使わない日を設定することから始めてみてください。

家にいるとスマホを手に取ってしまうという人は、思い切って電波が届かない場所に出かけるという方法も有効です。たとえば、自然の中で過ごす一日や、カフェで読書をすることで、スマホから意識的に距離を取ることができます。実際に一日スマホを見ないだけでも、脳の疲労はかなり回復します。次の日からのパフォーマンスが驚くほど向上することを実感できるでしょう。定期的にデジタルデトックスを実施することで、心身ともにリフレッシュし、スマホとの付き合い方を見直すきっかけにもなります。

人のランク付けをやめたら人間関係の悩みは解消する

心の健康を保つための秘訣(ひけつ)は、人間関係における上下を気にしないことです。目上の人と目下の人に対して態度を変えることは避け、どんな相手に対してもフラットな姿勢で接することをおすすめします。これは、相手に対する礼儀を忘れるということではありません。目上の人には変にへりくだらず、目下の人には偉そうに振る舞わないようにすることが大切なのです。こうしたフラットな人間関係を心がけると、相手をランク付けする対人関係から解放されます。

たとえば、「年収」「容姿」「社会的地位」などで他人を評価し、マウンティングをしてしまうことがあるかもしれませんが、こうした比較を日ごろから続けているうちに、劣等感と向き合わせられ、結果として精神的な負担やストレスが積み重なってしまうのです。

他人をランク付けしないことを意識すると、他人と自分を比べなくて済むようになります。そのため、劣等感を感じることもなくなり、無用なストレスを感じることが少なくなります。周りの人々と自分を比較しなくなると、無理に競争する必要もなくなり、心の中に余裕が生まれ、穏やかな人間関係を築いていくことができます。人は無意識に他人と自分を比べがちですが、その比較から解放されることで、よりリラックスして日常を過ごせるようになります。

さらに、適切な距離感を保つことも非常に重要です。だれとでも親しく接することが理想的ではありますが、どうしても苦手な相手がいる場合もあります。そのような相手と無理に距離を縮めることは避け、許容できる範囲で適切な距離感を保つことを考えるだけで、ストレスを大いに減らすことができます。マウンティングしてくる相手に対しては、無理に反応せず、気にせずスルーすることが賢明です。適当な相槌（あいづち）を打ちつつ、心の中でその場から自分を切り離すことができれば、無駄なストレスを回避することができます。

心がモヤッとし始めたら「ボディスキャン瞑想」でセルフチェック

心身が疲れたとき、疲れを癒やす方法の一つに「マインドフルネス瞑想（めいそう）」がありま
す。特に、過去の失敗や未来の不安で心がいっぱいになっているときなどに実践す
ると効果的です。この瞑想を行うことで、心の中の不安定な状態から抜け出し、意
識を現在の瞬間に集中させることができます。その結果、頭の中からモヤモヤとし
た気持ちを取り除き、リフレッシュできるのです。マインドフルネス瞑想は、心の
中を整理するために非常に有効な手段です。基本的なやり方は次のようなものです。

1：背筋を伸ばして座り、目を閉じます。背筋を意識して正しい姿勢を保つこと
が、心を落ち着ける第一歩です。

2：鼻から息を吸って、口からゆっくり吐きます。息を吐くときは、「緊張や力

を一緒に吐き出す」というイメージで行い、心身をリラックスさせます。呼吸に意識を向けることで、徐々に心が安定していきます。

3：頭に雑念が浮かんでも、それを深追いせず、思い浮かんだことに「良い」「悪い」というジャッジをしないようにしましょう。浮かんだ思考をただの思考として受け流し、再び呼吸に意識を戻します。

マインドフルネス瞑想には、いくつかの種類がありますが、その一つとして「ボディスキャン瞑想」があります。これは、自分の体に意識を向けて、どこが疲れているのか、体の状態をチェックする方法です。体のどこかが緊張していることに気づくことで、心の中で整理がつかないモヤモヤした気持ちも、少しずつ整理できます。また、「マインドフルネス・イーティング」という方法も効果的です。この方法では、食事中に余計なことを考えず、五感をフルに活用して食事に集中します。こうすることで、咀嚼（そしゃく）数が増え、体にも良い影響を与えるうえ、心の調子も整えることができます。食事に意識を集中することで、よりリラックスできる状態を作り出せるため、日常生活の中で簡単に実践できます。

集中力を高めるセロトニンを分泌する「青」のノートで効率アップ！

青空や海を見て心が落ち着いた経験は、だれにでもあるのではないでしょうか。その心地よさやリラックス感は、実は科学的に説明できる現象だということがわかっています。この現象は、私たちが自然と感じる安らぎが、単なる感覚だけでなく、体内で起きている生理的な変化によってもたらされていることを示しています。

人は、青色を見ると脳内でセロトニンというホルモンが分泌されます。セロトニンは、いわゆる「幸せホルモン」としても知られ、心の安定に深く関わる重要な物質です。怒りや恐怖、不安などのネガティブな感情を抑える鎮静効果があり、ポジティブな気持ちを引き出す手助けをしてくれます。さらに、セロトニンは集中力を高める働きもあります。その一方で、セロトニンの分泌が減少すると、集中力が低下し、イライラしやすくなるといった影響が出ることがわかっています。

　仕事や勉強の際、集中力を高めたり、心を落ち着けたりするためにセロトニンを意図的に分泌させたいときには、身の回りの道具を青色にするのがとても簡単で効果的な方法です。たとえば、青い表紙のノートを使ったり、パソコンやスマートフォンの背景色を青にすることで、自然とセロトニンの分泌を促進させることができます。この方法は、忙しい仕事の合間でも手軽に実践できるので、ぜひ取り入れてみてください。

　さらに、セロトニンの効果は仕事や勉強だけにとどまりません。実は、食欲の抑制にも役立つことがわかっています。「ストレスでつい食べ過ぎてしまう」という現象も、実はセロトニンが不足していることが原因かもしれません。青色には食欲を減らす色覚効果があるため、食べ過ぎが気になる場合は、食器や箸、テーブルクロスなど、食卓を青色で統一することで、過剰な食欲を抑える効果が期待できます。

このように、青色を上手に活用することで、心の安定や健康的な生活を促進することができるのです。

目の簡単マッサージで疲れ目を速攻で回復！

パソコンやスマホを長時間使う人が疲れ目になりやすいということは、だれもが知っている事実です。その理由は、目を使うときに瞳の中の筋肉を動かし、カメラのレンズのように目のピントを合わせている水晶体の厚さを調整しているためです。水晶体を厚くしている筋肉は、長時間パソコンやスマホを見続けていると、ずっと緊張している状態が続きます。この筋肉が休むことなく使い続けられると、筋肉は疲れてしまい、それが原因で目の疲れが起きるのです。疲れ目が続くと、目の疲労感だけでなく、視界がぼやけたり、目の奥が痛くなることもあります。さらに、疲れ目が進行すると、判断力、思考力、集中力が鈍るなど、日常生活に悪影響を及ぼすことがあります。仕事や勉強の効率が下がる原因にもなるため、早期に対策を取ることが重要です。

疲れ目を予防するためには、こまめに目を休ませることが効果的です。特に、目をリラックスさせるための簡単なマッサージを取り入れることをおすすめします。その方法は非常にシンプル。目を閉じた状態で、まぶたの上から優しく押しながら、眼球を上下左右に動かすだけです。これによって、目の周りの筋肉がほぐれ、血流が良くなるため、目の疲れが和らぎます。目の疲れがとれると集中力も回復するので、1時間に1回程度のペースでマッサージを行うと良いでしょう。これを習慣にすることで、目の疲れを防ぎやすくなります。

また、疲れに効くツボを刺激するのもおすすめです。神門はイライラや不安感に効果があるツボで、手のひらを上にして、手首のシワの小指側にあるくぼみのあたりにあります。親指を神門に当て、残りの指は手首をつかみ、少し力を入れて30回ほど押しましょう。合谷(ごうこく)は手の甲側で親指と人差し指の骨が交わる部分の人差し指側にある、体全体の調子を整えるツボで、反対側の親指で痛みを少し感じるくらいの力で30回ほど押しましょう。

仕事で煮詰まったときは「左手歯磨き」でリフレッシュ！

仕事でアイデアをたくさん出さなければならない場面では、最初はスムーズにアイデアが思いついても、次第に行き詰まってしまうことがあります。特に、長時間同じことを考え続けていると、思考が凝り固まってしまい、創造的なアイデアが浮かばなくなることが多いですよね。そんなとき、少し視点を変えるだけで、頭がすっきりして新たなアイデアが湧きやすくなる方法があります。

その方法の一つが、左手を使って歯磨きをする「左手歯磨き」です。一見シンプルな行動ですが、これを行うことで、脳が活性化し、クリエイティビティが高まると言われています。右ききの方は、普段使っている右手ではなく左手を使うことで、脳が普段と違った刺激を受け、アイデアを思いつきやすくなるのです。これは、脳の右脳と左脳がそれぞれ異なる役割を担っていることに関係しています。

脳は右脳と左脳に分かれており、左脳は言語系の情報を処理し、右脳はイメージや直感的な思考、非言語系の情報を処理します。言葉では表現しきれないひらめきやアイデアは、右脳から生まれるため、創造的な思考を促進するためには右脳を刺激することが重要です。右脳と左脳はそれぞれ体の反対側に命令を出し、右脳は左半身、左脳は右半身を動かします。そのため、左手を使って歯磨きをすることで、右脳が刺激され、ひらめきやアイデアが生まれやすくなるのです。

さらに、歯磨きをするために席を立つことで、長時間座りっぱなしになることを防ぎ、血行を良くする効果もあります。座りっぱなしの状態が続くことで血行が悪くなってしまい、体や脳に十分な酸素が届かなくなりますが、歯磨きのタイミングで立ち上がり体を動かすことで、そのリフレッシュ効果が得られます。アイデアが思いつかずに行き詰まったときには、体と心の両方をリフレッシュするために、ぜひ「左手歯磨き」を試してみましょう。ちょっとしたことでアイデアが広がるかもしれません。

「入ったことがないお店でランチ」などでルーティン作業の毎日にやる気を生む！

「毎日同じようなことが続いてつまらない……」と感じることはないでしょうか。毎日の生活が単調に感じられると、なんとなく気分も沈んでしまい、モチベーションが下がってしまうことがあります。反対に、新しい服を着たり、少し変化を加えたりすると、ワクワクした気持ちが湧き上がり、気分がリフレッシュすることがあります。このワクワクした気持ちを生み出しているのは、脳内で分泌される「やる気ホルモン」として知られるドーパミンです。

ドーパミンは、快感や多幸感、やる気など、ポジティブな感情に深く関与する脳内ホルモンです。「がんばるぞ！」や「うれしい！」と感じたときに分泌され、気持ちを前向きにしてくれます。新しいことに挑戦したり、目標に向かって努力したりするときにドーパミンが分泌されるため、そうした瞬間にワクワク感を覚えるのです。このように、ポジティブな毎日を過ごすためには、普段の生活に少し変化を加えて、ドーパミンを意識的に分泌させることが効果的です。

もちろん、普段と違うことをするために大掛かりなことをしなければならないわけではありません。少しの工夫やマイナーチェンジで十分に効果を得られるのです。「いつもとは違う道を歩いて職場に向かう」「普段は身に着けないアクセサリーを選ぶ」「入ったことがないお店でランチを食べる」といった小さな変化が心に新しい刺激を与え、ポジティブな気分を引き出してくれます。これらのちょっとした変化が日常に彩りを加え、毎日がより楽しく、充実感のあるものに変わるのです。

また、こうした小さな変化は、無理なく生活に取り入れることができるため、ストレスを感じることなく楽しむことができます。新しい挑戦をすることによって、ドーパミンの分泌が促され、前向きな気持ちを持ち続けることができます。毎日のちょっとした工夫で、モチベーションを保ち、人生をもっと楽しむことができるのです。

だれでも毎日続けられる「その場スキップ」で血流を改善！

長時間座りっぱなしなど、血行が悪い生活を送ることは、健康上のリスクを高める原因となります。たとえば、「病気につながる」や「老化が早まる」といった問題が起こりやすくなります。座りっぱなしで過ごす時間が長くなると、筋肉が硬直し、血液の循環が悪くなり、体全体に必要な栄養素や酸素がうまく届かなくなります。こうした悪循環を防ぐためには、意識的に席を立ち、軽い運動を取り入れることが非常に重要です。筋肉が活性化すると、血行が改善され、体全体の機能が正常に保たれるため、健康リスクを減らすことができます。

最近の研究では、筋肉が「マイオカイン」と呼ばれるホルモンを分泌することがわかってきました。マイオカインは、実は数十種類のホルモンの総称で、健康にさまざまな好影響を与えます。このホルモンは、病気や肥満を防ぐ働きがあり、さらに記憶力や脳の働きをアップさせる効果があることがわかっています。筋肉を使うことで、血行が改善されるだけでなく、脳の働きも活発になり、心身ともに健康を保つことができるのです。

日常生活の中で、運動を続けるのは意外と難しいこともありますが、少しの工夫で簡単に運動を取り入れることができます。たとえば、普通のスクワットが難しいと感じる方には、「寄りかかりスクワット」がおすすめです。これなら、体に負担をかけずに筋肉を活性化でき、血行も改善できます。また、階段を使うことも効果的です。階段の上り下りをすることで、足腰の筋肉を鍛えながら、全身の血流が良くなり、日常生活の中で簡単に運動を取り入れることができます。

もし、日常生活の中で運動をする時間が取れない場合でも、簡単に実践できる方法があります。それが「その場スキップ」です。たった20秒間、その場でスキップをするだけで、全身の血流が一気に良くなり、リフレッシュ効果が得られます。休憩中に、周囲に人がいない廊下や階段の踊り場でスキップをしてみましょう。

周囲の出来事と自分を関連づけるのはやめて心の平穏を保つ

同僚や後輩が仕事で失敗して落ち込んでいるのを見たときに、「自分が手伝っていれば良かった……」と罪悪感を覚えることもあるかもしれません。このように、他人の失敗に対して過剰に責任を感じてしまうことがあります。しかし、そうやって自分の問題ではないことにまで責任を感じ続けていたら、心の健康を保てなくなってしまいます。自分ができる範囲でサポートしようとする気持ちは大切ですが、限度を超えて責任を感じることは、精神的な負担を大きくしてしまいます。

職場の仲間のことを大事に思うのは素晴らしいことですが、他人の失敗にまで責任を感じる必要はありません。自分の仕事に集中することが大切であり、他人の問題に過剰に関わることで、自分が抱えるべき課題に集中できなくなってしまいます。

また、ほかの人が成功したときに「自分はあの人と比べてダメだ」と思ってしまうのも、自分の仕事とは関係のないことです。比較して落ち込むよりも、自分自身の成長に焦点を当てることのほうが、より良い結果を生み出します。

周囲の出来事と自分を必要以上に関連づけても、何も生み出しません。どんなに仲の良い同僚や後輩がいても、彼らの成功や失敗は、必ずしも自分に影響を与えるわけではありません。「人は人、自分は自分」です。他人の課題はあくまで他人のものであり、自分の問題ではないことをしっかりと認識して、感情的にならずに冷静に考えられるようにしましょう。自分の心の平穏を保つためにも、こうした境界線を引くことは非常に重要です。

このように、一度自分と周囲とを切り離して考えるようになれば、物事を冷静に見られるようになります。感情的に反応してしまうことなく、他人の問題や失敗に左右されることなく、自分の仕事に集中することができるようになります。同僚や後輩が困った状態になっているときに、自分ごとと考えて判断に迷うよりも、冷静な気持ちで客観的に解決策を提示するほうが、相手にとっても助けになるはずです。

お気に入りがあればいつでも復活！「気持ちの切り替えスイッチ」を作る

重要なプレゼンやおめでたい席でのスピーチなど、絶対に成功させたいときにおすすめしたいのが、お気に入りのアイテムを持っていくことです。緊張やプレッシャーの中で少しでも自信を持ち、心を落ち着けるために、この小さな工夫が大きな力を発揮します。お気に入りのアイテムを持つことで、精神的なサポートを得ることができ、ポジティブな気持ちを維持することができます。

アイテムは、洋服、腕時計、靴、アクセサリーなど、なんでもかまいません。大切なのは、自分にとって特別な意味があることです。勝負のときには、いつも同じアイテムを準備しましょう。たとえば、「自分にやる気や勇気が欲しいときにはお気に入りの腕時計を着用する」などです。アイテムにそのような意味を持たせることで、無意識のうちに自分を励まし、前向きな気持ちに切り替えることができます。このようなアイテムは、精神的な支えとなり、ポジティブなエネルギーを与えてくれる存在になります。

これは、スポーツ選手が競技などの直前に行う「ルーティン」と同じ効果をもたらします。スポーツ選手たちは、どんなに緊張する場面でも、決まった動作を繰り返すことで、気持ちを落ち着け、常に最高のパフォーマンスを発揮できるようにしています。このようなルーティンは、精神を安定させ、集中力を高めるために重要です。特にプレゼンや試験などの場面では、このような儀式的なアイテムを持つことが精神的な安定剤となり、自信を持って挑むことができます。

いくつもの手順を必要とするような複雑なルーティンを組み込む必要はありません。持っているだけでワクワクするような、気持ちを切り替えられるスイッチになる大好きなアイテムを用意するだけで十分です。シンプルな方法で、自分自身をサポートできるアイテムを持ち歩くことが、成功につながる第一歩となります。このアイテムを身に着けることで、心がリラックスし、自然と集中力が高まることでしょう。

仕事のミスを引きずらずに「失敗は成功のもと」と考える

仕事などでミスをしたときに平常心を保つことは、決して簡単なことではありません。だれでも動揺したり、落ち込んだり、暗い気持ちになったりします。特に、大きなミスをしてしまったときには、自分を責めてしまうこともあるでしょう。それでも、どうしてもその瞬間の気持ちを引きずってしまい、感情がうまく切り替えられないこともあります。

ここで問題になるのは、落ち込んだ状態から回復するまでの時間に個人差があるということです。気持ちの切り替えが上手な人は、すぐに普段の状態に戻り、冷静に次の行動に移ることができます。一方で、気持ちの切り替えが苦手な人は、失敗を何日も引きずってしまい、その間に焦りや不安が募り、さらに失敗を繰り返してしまうことがあります。このような心の状態が長く続くと、次の仕事に集中できなくなり、再度ミスをする可能性が高まります。これこそが、「落ち込んでさらにミスをしやすくなる」という負のスパイラルの始まりです。

このような傾向がある人におすすめしたいのが、「失敗をするのは自分だけじゃない」と自分に言い聞かせることです。どんなに成功した人でも、過去に一度もミスをしたことがない人などいないのです。むしろ、成功するためには失敗を繰り返し、その都度学びを得ることが重要です。失敗は自分の足りないところや弱点を知るためのチャンスと捉えることができれば、次に同じミスを繰り返すことがなくなります。「準備が足りなかった」「確認の回数が少なかった」など、失敗した原因を冷静に振り返り、次の機会に生かすことで、徐々に成長できるのです。

このようにミスと向き合い、それを改善する方法を考えることができるようになれば、新しいことに挑戦する勇気も持てるようになります。失敗を恐れることなく、ポジティブに次のステップへと進むためには、失敗を自分の成長の一部として受け入れることが重要です。

緊張のピークに達したときは あえて「まったく関係ないこと」をする

プレゼンなどで人前に出て話さないといけないときは、だれでも緊張するものです。緊張すること自体は自然な反応ですが、その気持ちをどう扱うかが重要です。「緊張してはいけない」と意識すればするほど、かえって緊張が強くなり、体の震えや息苦しさが増してしまうことがあります。緊張を完全に消すことは難しいですが、その状態をうまくコントロールする方法はあります。

人は緊張や不安を感じると、体内でノルアドレナリンという脳内ホルモンが分泌されます。このホルモンは血圧を上昇させ、震えや動悸（どうき）、発汗などの症状を引き起こします。つまり、震えや冷や汗、ドキドキなどの緊張状態は、ノルアドレナリンが原因となっているのです。このホルモンは、適度に分泌されることで、注意力や反応を鋭くし、パフォーマンスを向上させる効果を持っています。しかし、分泌が過剰になりすぎると、逆に頭と体がうまく働かなくなり、緊張がストレスになってしまいます。

もし、深呼吸や緊張ほぐしのルーティンなどを試しても効果がない場合、緊張から意識をそらす方法を試すのも一つの手です。たとえば、机の上にある飲み物のラベルの文字を読んだり、外を歩く人の服装に注目するなど、緊張の原因となることとは無関係なことを意識的にすることで、心を落ち着けることができます。これにより、ノルアドレナリンの影響を軽減し、集中力を高めることができます。

また、体を動かすことも効果的です。血流を良くするために、四股を踏んだり、スクワットをしたり、ラジオ体操をしてみるのも良い方法です。こうした軽い運動は、体をリラックスさせ、緊張を和らげる助けになります。運動をして体をほぐすことで、心も落ち着き、自然と余裕を持ってプレゼンに臨むことができるでしょう。緊張を完全に消すことはできなくても、その緊張をうまく活用する方法を身につけることで、プレゼンや大事な場面でも自信を持って臨むことができるようになります。

「自分が我慢すれば」をやめて自分の意見を言ってみる

日本では「我慢強い」という言葉がポジティブな意味で使われることが多いですが、実はそれには注意が必要です。我慢強い人ほど、つらい仕事や困難な状況でも、投げ出さずにやり遂げることができると評価されがちです。しかし、過度の我慢は、ストレスをためることにつながり、心身の健康に悪影響を及ぼします。

特に、人間関係におけるストレスは、「我慢」が原因であることが非常に多くあります。たとえば、嫌な仕事を押し付けられても「私が我慢すれば、チームのためになる」と考えてしまったり、ほかの人と意見が違っていても、「和を乱すと悪いから、黙っておこう」と自分を抑えてしまうことがあるでしょう。このように、自分の気持ちを我慢して相手や周囲の期待に応えようとすることが、結果的に自分を疲れさせ、ストレスをため込んでしまう原因になるのです。

さらに、我慢を続けると、体調を崩したり、心身に大きな負担をかけることになります。しかし、いくら周囲の人々が自分を気遣ってくれても、ストレスを解消するのは結局自分自身しかいません。自分の感情や負担を無理に抑え込んでしまうと、長期的には体調を崩したり、精神的にも追い込まれてしまうことがあります。ストレスを感じたときには、我慢するのではなく、適切に解放することが大切です。

他者を優先することは、もちろん優しさや思いやりですが、そればかりを続けてしまうと、対等な関係とは言えなくなります。常に相手に合わせ、自己犠牲的に行動していると、最終的には自分自身が苦しくなり、負担が大きくなっていくのです。人間関係においても、相手を優先しすぎるのではなく、自分の気持ちや立場も大切にすることが重要です。

人生を自分自身のものにするためには、時にはその思い込みを手放し、我慢をやめる勇気を持つことが大切です。適切なときに「ＮＯ」を言うことや、自分の心の声を聴いて行動することが、より充実した生活を送るための一歩となるでしょう。

イライラしているときは「筋弛緩法」で心身ともにリラックス

イライラしたり、不安でいっぱいのときには、体も緊張してガチガチに硬くなり、反対にリラックスしているときは、心身ともに緩んでいる状態です。このように、心と体の緊張状態は密接にリンクしています。イライラを静めたいときには、まず体をリラックスさせることで、心もリラックスさせることができるのです。

体をリラックスさせる方法としては、ストレッチや簡単な運動が効果的ですが、時間や場所に余裕がない場合もあります。そんなときに便利なのが、場所を選ばずにその場で一瞬でできるリラックス方法、筋弛緩法です。

やり方はとても簡単で、まず「両手のこぶしを握ってから開く」「両目を閉じてから開く」など、体の部位ごとに、まずその部分にギューッと力を入れてから、力を一気に抜いて緩めるだけです。手→上腕→背中→肩→首→顔→腹→脚の下側→脚の上側→全身の順番で行うのが理想ですが、一部分だけでもＯＫ。力を抜いた後は、じんわりと血が巡って、ぽかぽかしてくる感覚を感じましょう。その場から一歩も動かずに体をリラックスさせることができ、イライラや緊張した気持ちも静まっていきます。

さらに、筋弛緩法は血行が良くなるため、肩こりや頭痛に悩んでいる人にも非常におすすめです。長時間のデスクワークや、通勤中の電車などで体が硬くなることがありますが、この方法を取り入れることで、肩や首のコリを和らげることができます。電車の中やオフィスなどでも、周りを気にせずにこっそりできるので、日々の生活の中に取り入れやすいリラックス法と言えるでしょう。

忙しい現代社会では、リラックスする時間がなかなか取れないこともありますが、筋弛緩法を少しでも取り入れることで、心と体のバランスを整え、ストレスを軽減し、リフレッシュすることができます。毎日のちょっとした空き時間にこの方法を実践して、心身の健康を保ちましょう。

あえて深いため息をついて心と体を休ませる

「ため息をつくと幸せが逃げる」と言われることがあるように、ため息にはネガティブなイメージがついて回ります。しかし、実はため息をつくことはとても大切なことなのです。多くの人が無意識のうちにため息をついていると思いますが、その行動には実は心と体にとって大きな意味があるのです。

人は、ストレスを感じると無意識にため息をつきますが、これは自律神経のバランスが崩れたときに、体が自然に取る行動の一つです。特にストレスや緊張が続くと、体の中のリズムが乱れがちになります。このため息は、心と体をリラックスさせ、バランスを取り戻すための重要な働きをしているのです。

ストレスを感じると、まず体が緊張して呼吸が浅くなります。浅い呼吸だと、体に十分な酸素が供給されず、酸素不足を引き起こすことになります。そこで、体はその酸素を補充し、全身をリラックスさせるために自然に深いため息、すなわち深呼吸をするのです。この深い呼吸には、副交感神経を刺激し、リラックス状態に導く効果があります。

実は、ため息は体が自らのバランスを取り戻そうとする過程での自然な反応です。無意識にため息をついてしまうのは、気づかないうちにストレスがたまっていた証拠です。これを受けて、意識的に深い呼吸を行うことで、より効果的にリラックスすることができます。深くて長いため息をつくことで、副交感神経が優位になり、心身の緊張がほぐれ、よりリラックスした状態になります。

また、意識的に深呼吸を繰り返すことで、ストレスを減らし、心を落ち着けることができます。仕事の合間や休憩時間に意識的に深呼吸を取り入れることで、心身のリフレッシュができ、日常の疲れを和らげる手助けとなるでしょう。ため息は単なる体の反応ではなく、心身のバランスを整えるための大切な信号であることを理解し、上手に活用することが、より健康的な生活へとつながります。

COLUMN 2

人間関係に効く！座り位置のテクニック

同じテーブルに座るとき、相手とあなたがテーブルのどこに座るかという位置関係は、相手の気持ちに大きな影響を与えます。

この効果を心理学では「スティンザー効果」と呼びます。たとえば、正面に座ると相手からは反対意見が出やすくなります。過去に対立して敵対心を持っている人は、相手の正面に座ることが多く、敵対心を生みやすい位置関係なのです。

初対面でこれから打ち解けたい相手と同席するときは、正面に座ることは避けて、テーブルの角をはさんで斜めの位置に座るようにしましょう。さらに、相手から見て右側に座るのがベストです。これは、左側は心臓に近く、初対面の関係だと相手の防衛本能が働いて警戒させてしまうためです。右側に座ることで、相手が安心しやすくなります。

一方、初対面ではない相手なら左側に座ると打ち解けやすくなります。これは、人間の体の左側は右脳と関係が深く、左から話しかけると感情をつかさどっている右脳、つまり感情に働きかけることができるためです。右脳は感情や直感、表現に関わる部分なので、より親しみやすさや温かみを感じさせることができます。つまり、親しくなりたいなら相手の左側に座るのが正解なのです。

体をしっかり休めて回復する「眠り方」

ただ眠るだけならだれにでもできる、
そう考えるのは大間違い。
正しい眠り方で心と体を回復して
健やかな体を手に入れましょう。

寝だめしても疲れはとれない！
規則正しい睡眠で体内時計をリセット

休日の朝はついつい遅く起きがちですが、「休みの日くらいはゆっくり寝たい」という気持ちはだれにでもあります。しかし、休日だからといって遅く起きることは、体内のリズムを乱す原因となります。

人間の体には「サーカディアンリズム」と呼ばれる体内時計があり、これが一日のリズムを24時間にセットしています。実際、一日が厳密には24時間ちょうどではなく、24時間よりちょっと長い24・5時間程度というサイクルで進んでいることがわかっています。そのため、このわずかなズレを毎日修正してくれるのが日光です。日光を浴びることによって、脳がそのズレを感知し、体内時計をリセットしてくれるのです。こうした過程で、私たちの毎日の生活リズムは守られているわけです。

逆に、日光を浴びないままでいると、この体内時計のズレが修正されなくなり、昼夜逆転の生活を引き起こす原因にもなります。さらに、体内時計が狂ったままだと、睡眠の質が低下し、結果的に不眠症や肥満、糖尿病、うつ病などの精神疾患、免疫不全、アレルギー疾患のリスクが高まります。そして最悪の場合、がんの発症リスクまで増加する可能性があるのです。

加えて、毎日決まった時間に寝ても、起きる時間がバラバラだと、体内時計の修正タイミングも不安定になります。これが続くと、生活リズムが乱れ、体調不良や疲れがとれにくくなる原因となります。そのため、体内時計を安定させ、健康を維持するためには、毎日の起床時間をある程度一定に保つことが重要です。休日でも、普段の起床時間を少しだけ遅くする程度にして、あまり遅くまで寝過ぎないよう心がけることが健康維持には欠かせません。

最終的に、休日でも寝だめをしないようにし、できる限り普段通りの時間に起きることが健康的な生活習慣を作るための第一歩となります。体内時計を整え、毎日を快適に過ごすためには、生活リズムの安定が何より大切です。

朝、コップ一杯の牛乳を飲めば睡眠の質がアップする！

「夜、寝る前にホットミルクを飲むと安眠できる」という話はよく耳にしますが、実は質の良い睡眠をとるためには、「朝に牛乳を飲むべき」ということはあまり知られていません。この情報は、睡眠の質を改善するための一つの効果的な方法として注目されています。

これには、牛乳に含まれる睡眠ホルモン「メラトニン」のもととなるトリプトファンの性質が関係しています。トリプトファンがメラトニンに変換されるには14～16時間程度かかるため、朝に牛乳を飲んでおくと、ちょうど寝るころにはその生成が完了し、安眠に導いてくれるのです。したがって、朝の牛乳摂取が夜の快適な睡眠へとつながります。

ほかにも、大豆製品や卵、バナナ、ナッツ類、肉や魚などにもトリプトファンが豊富に含まれています。特にバナナはトリプトファンが多く、消化吸収も早いため、朝食にバナナと牛乳を摂ることで、エネルギー源を補いながら、夜も快適な睡眠をとれるようになります。これらの食材を朝食に取り入れることで、昼間のエネルギーを補充しつつ、夜の睡眠に備えることができます。つまり、バランスよくトリプトファンを摂取することで、質の良い睡眠をサポートすることができるのです。

さらに、朝食に納豆や卵を含めるのもおすすめです。これらはタンパク質が豊富であり、簡単に準備できるため、忙しい朝にもぴったりです。タンパク質は体の修復やエネルギーの供給に欠かせない栄養素で、睡眠の質にも大きな影響を与えます。タンパク質不足は睡眠に悪影響を及ぼす可能性があるため、日々の食事からしっかり摂取することが質の良い睡眠を得るためのコツと言えるでしょう。

このように、朝食の内容を工夫することで、夜の睡眠の質を高めることができます。特にトリプトファンを豊富に含む食品を取り入れることによって、睡眠ホルモンの生成がスムーズに進み、より深い睡眠へと導いてくれるのです。

睡眠時間がまとめてとれなくても
トータルで6~7時間眠ればOK!

人間にとっての理想の睡眠時間は7時間とされています。この時間は、年齢や季節、また個人差にもよるため一概には言えませんが、最低でも一日6時間の睡眠を確保したいところです。睡眠は単に体を休ませるだけではなく、体の修復や回復にとって非常に重要な役割を担っています。質の良い睡眠をとることで、免疫力が高まり、身体機能が正常に保たれるのです。しかし、睡眠が不足すると、集中力や注意力が低下し、身体や心に悪影響を及ぼす可能性があります。具体的には、肥満やそれに伴う生活習慣病、さらにはうつ病の原因にもなりかねません。

仕事や生活の忙しさから、どうしても7時間の睡眠時間が確保できない場合でも、トータルで6~7時間の睡眠が確保できていれば問題ありません。たとえば、夜に5時間しか眠れなかったとしても、通勤時間や昼休みなどの時間をうまく活用して仮眠をとることができます。合計で6～7時間の睡眠がとれれば、体に必要な休息を与えることができるのです。特に昼休みに20分程度の仮眠をとることは、脳の疲労回復に非常に効果的だとされています。この短時間の休息が、午後の仕事や活動に良い影響を与えることが多いので、積極的に取り入れると良いでしょう。

ただし、睡眠の質が重要であることを忘れてはいけません。睡眠時間が長いだけでは意味がなく、深い眠りを得ることが大切です。逆に、8時間以上の睡眠を続けると、うつ病の原因になったり、寿命を縮める可能性があるという研究結果もあります。そのため、休日の「寝だめ」などによる寝過ぎは避けるべきです。長時間寝過ぎると、体のリズムが乱れ、かえって疲れを感じることもあるので、注意が必要です。

最も大切なのは、毎日の睡眠を効率的にとることです。6～7時間を目安に、規則正しく質の高い睡眠を心がけましょう。睡眠環境を整え、寝る前のリラックス方法を取り入れることで、深い眠りに導かれやすくなり、健康を保ちながら充実した日々を過ごすことができるのです。

寝る前のスマホをやめれば寝つきが良くなり睡眠の質が向上する

今やスマートフォンは現代人に欠かせないアイテムと言えます。インターネットや動画が手軽に楽しめるので、夜、ベッドに入ってからも手放せない人が多いかもしれません。スマホを使うことで、気軽に情報を得たり、動画を観たりすることができる一方で、実はその使用が睡眠に悪影響を与えていることがわかっています。特にスマホが発するブルーライトには注意が必要です。

ブルーライトはとても明るくて強い光で、夜寝る前にその光を浴びていると、脳が昼間と勘違いしてしまいます。その結果、睡眠ホルモンであるメラトニンの分泌量が減少し、寝つきが悪くなることが明らかになっています。メラトニンは、体が眠る準備を整えるために必要なホルモンで、その分泌量が減ることで、深い眠りに入るのが難しくなるのです。また、ブルーライトは波長が短く、散乱しやすい特徴があり、目に強い刺激を与えるため、眼精疲労や目の乾燥、さらには視力低下の原因にもなることが指摘されています。

さらに、寝る前にスマホを長時間見ている人と、そうでない人では、睡眠の質が全く異なるとも言われています。寝る前にスマホを使うことで、脳が活性化されすぎてしまい、眠りが浅くなったり、夢を見たり、短時間で目を覚ますなど、深い眠りを得るのが難しくなります。睡眠が浅くなると、翌朝の目覚めがすっきりせず、日中のパフォーマンスにも影響を与えてしまうのです。

質の良い睡眠をとるためには、寝室に入る前の数時間、特にベッドに入る2時間前にはスマホやパソコンなどの画面から離れることが理想的です。この時間帯にスマホやパソコンを使わないことで、脳が休息モードに入りやすくなり、深い睡眠を得やすくなります。もしそれが難しい場合には、スマホの画面の明るさを落としたうえで、色味を暖色系に設定しましょう。暖色系にすることで、ブルーライトの影響を和らげ、脳への刺激を少なくすることができます。

「夜の小腹減りタイム」は早めの就寝で解消！

寝る直前になって空腹を感じ、軽い夜食をとることもあるかもしれません。しかし、この習慣が続くと、夜食は肥満の大きな原因となることがわかっています。

人体には体内時計を管理する「時計遺伝子」があり、その遺伝子が作り出すタンパク質の一つに「ＢＭＡＬ１（ビーマルワン）」があります。ＢＭＡＬ１は、脂肪の合成を促す働きを持っていますが、その生成が最も多くなる時間帯は深夜の２時です。この時間帯に食事をすると、脂肪を効率的に蓄積しやすくなり、その結果として肥満の原因になってしまうのです。したがって、夜10時以降に物を食べることは、脂肪合成が進む時間帯に食べていることになり、特に注意が必要です。

さらに、この時間帯に食べ物が胃腸に残っていると、消化活動のために血流が胃腸に集中し、ほかの臓器への血流が不足します。この状態では、体が本来休息すべき時間に十分な血液が送られず、睡眠の質が低下してしまいます。睡眠の質が悪化すると、体の回復が遅れ、翌朝の目覚めが悪くなることもあります。このように、深夜に食べることは、肥満を招くだけでなく、睡眠の質にも悪影響を与えるのです。

夕食はできるだけ就寝する3時間前までに済ませることが理想的です。これにより、ＢＭＡＬ1の活動が活発になる前に食事を終えることができ、脂肪合成を抑制することができます。また、食後に胃腸が休む時間を確保することで、眠りの質が向上します。深夜に食べ物を摂る習慣を避けることで、健康的な体重維持と質の良い睡眠を得ることができます。

一方で、ＢＭＡＬ1の生成量が最も減少する時間帯は午後2時ごろとされています。ダイエット中の方やカロリーを気にしている方が高カロリーの食べ物を摂取するのであれば、この時間帯を利用するのが理想的です。この時間帯には、脂肪合成の働きが抑えられており、カロリーを効率的に消費しやすい状態になります。ダイエットを意識している場合は、午後2時前後に食事を摂るようにしましょう。

熱帯夜のエアコン我慢は逆効果！
涼しい部屋で快適睡眠をゲット

今でも「エアコンのつけっぱなしは体に悪い」という誤解が残っていますが、実際には質の良い睡眠をとるためには、むしろエアコンを効率的に使用することが非常に重要です。適切にエアコンを使うことで、睡眠環境を整え、深い眠りを得ることができます。特に、温度調整が重要な季節には、エアコンを上手に活用することが鍵となります。

近年では、夏の高温多湿化が進んでおり、冬は厳しい寒さが続く傾向があります。こうした気候の中で、エアコンを使わずに寝ることは体に大きな負担をかけることになります。特に、寝ている間は自分で体温を調整することが難しく、暑さや寒さに対応できず、自律神経が乱れることがあります。その結果、睡眠の質が低下し、十分な疲労回復ができなくなるのです。寝室の温度管理を適切に行い、エアコンで快適な室温を保つことで、より良い睡眠を確保することができます。

夏の夜は特に熱中症のリスクが高いため、エアコンを使って「汗をかかない程度の室温に保つ」ことが重要です。寝室の広さにもよりますが、25～27℃が理想的とされています。この温度帯を維持することで、過度な暑さを避け、睡眠中の体調を保つことができます。また、冬場は空気が乾燥しやすくなるため、加湿器を併用して湿度も調整することが大切です。冬の寝室では、20℃前後をキープすることが快適な睡眠につながります。

さらに、居間と寝室の温度差が大きいと、自律神経に負担がかかります。温度差が大きいと、体がその差に適応しようとするため、寝室に入ったときに急激に体温を調整しなければならず、体への負担が増します。そのため、すべての部屋の温度を一定に保つことが理想的です。特に夏場は、外気温との差を10℃以内に保つことを目指しましょう。これにより、体が温度の変化に驚くことなく、リラックスした状態で眠りに入ることができ、質の良い睡眠を得ることができます。

40℃の湯船に10分浸かって健康的な睡眠を手に入れる

「眠くなると手足の先が熱くなる」理由を知っているでしょうか。私たちは眠る準備として、深部体温を徐々に下げることで代謝を抑え、リラックスした状態に移行します。この過程で、手足の皮膚にある血管が広がり、体内の余分な熱を放出するため、手足の先が熱く感じるのです。この現象は、体が深い眠りへと入る準備をしているサインでもあります。

深部体温が下がることで、脳の温度も下がり、より深い眠りに入りやすくなります。そのため、入浴を利用してあらかじめ深部体温を上げておくことが有効です。体温が高くなることで、寝室に入った際にスムーズに体温が下がり、入眠が容易になります。この方法により、睡眠の質を向上させることが可能です。しかし、入浴の方法を誤ると、かえって体に負担をかけてしまい、疲れがとれない原因にもなることがあります。

理想的な入浴タイミングは、就寝の１時間前に済ませることです。入浴に適した温度は40℃前後で、約10分程度の入浴が最適とされています。お湯が熱すぎると交感神経が活発になり、眠りにつきにくくなりますので、温度は注意が必要です。また、長時間入浴することは体温を上げすぎるため、10分以上の入浴は避けたほうが良いでしょう。体温が高すぎると、逆に睡眠を妨げる可能性があるため、適切な時間を守ることが大切です。

さらに、入浴後に急激な体温の変化があると、自律神経に大きな負担がかかります。特に、冷たいエアコンで一気に体温を下げることは避けるべきです。入浴後の急激な湯冷めは、体を不安定にし、逆に眠りを浅くしてしまうことがあります。入浴後は、少し温かい状態を保つことが大切で、急激な温度変化を避けるようにしましょう。身体がリラックスした状態をキープすることで、より深い眠りを得ることができます。

目が冴えて眠れないときは間接照明で睡眠モードに切り替える

質の良い睡眠をとるためには、環境づくりが非常に重要です。眠りやすい環境を整えることが、深い眠りに導く鍵となります。そのため、寝室の間接照明にも注意を払うことが大切です。照明には、単に光を照らす機能だけでなく、空気を循環させる機能やスピーカー機能が搭載されたもの、またデザイン性に優れたものなど、さまざまな種類があります。これらの照明を選ぶ際には、睡眠の質を高めるためにどのような特徴が必要かを意識して選ぶことが求められます。特に、光の調節機能がある照明は、睡眠の質を向上させるのに非常に役立ちます。

なぜなら、私たちの脳は自然の光に敏感で、昼間は強い太陽光を浴びることによって覚醒し、逆に暗くなると眠気を感じるという特性があります。したがって、寝る前に明るい光を目にしてしまうと、脳が覚醒してしまい、寝つきが悪くなる可能性があります。これを避けるために、寝室の照明を工夫し、寝る前には明るすぎる光を避けることが重要です。

睡眠の質を向上させるためには、間接照明の選定がポイントです。寝る2時間前には部屋の蛍光灯を消し、リラックス効果のある暖色系のダウンライトに切り替えるのが理想的です。このように、寝室の照明を少しずつ暗くしていくことで、体が睡眠モードに入る準備を整えることができます。また、睡眠中の光の管理も大切です。足元を照らすフットライトをつけたまま寝ると、暗闇で眠るよりも眠りが浅くなることがあります。質の良い睡眠を得るためには、真っ暗な状態で眠りましょう。

そのためには、タイマー機能がついた照明を使用するのも便利です。寝室の照明を寝る前に自動的に消す設定をしておけば、夜間に明かりが気にならず、真っ暗な空間で眠ることができます。これにより、眠りの質が向上し、朝までぐっすりと眠ることができるでしょう。照明の工夫一つで、睡眠の質が大きく変わるので、ぜひ自分に合った照明を見つけて、睡眠環境を整えるようにしましょう。

水出し緑茶を飲むことで テアニンが快適な眠りにいざなってくれる

カフェインには覚醒効果があることがよく知られています。代表的なのはコーヒーで、夜寝る間際に飲むと目が冴えて眠れなくなってしまいます。カフェインの効果は数時間続くため、寝る前に摂取するのは避けたほうが良いとされています。

一方、緑茶もカフェインを含んでいますが、水出しで淹れるとカフェインがほとんど抽出されないことがわかっています。これにより、寝る前でも比較的安心して飲むことができます。さらに、緑茶にはカフェインの覚醒作用を抑制する成分、テアニンも含まれています。テアニンは、リラックス効果をもたらすアミノ酸で、脳を落ち着かせる働きがあります。このため、寝る前に水出し緑茶を飲むと、脳が覚醒しすぎることなく、穏やかな状態で眠りに就くことができるのです。日中にカフェインを摂りすぎたと感じたときでも、水出し緑茶を飲むことで、カフェインの過剰な覚醒作用を抑えることができ、質の良い睡眠を得られるでしょう。

また、テアニンを摂取すると、脳内でリラックス効果を促進するα（アルファ）波が増加します。このα波は、心身をリラックスさせ、ストレスを軽減し、より深い眠りを助ける効果があります。そのため、テアニンは疲労回復にも非常に有効です。加えて、テアニンには脂肪燃焼を助ける作用もあり、ダイエット中の人にもおすすめです。さらに、急冷することで、テアニンがより多く抽出されることがわかっています。氷で冷やすと、テアニンの成分をより効率的に摂取でき、リラックス効果を最大限に引き出すことができます。

疲れた日や頭を使いすぎた日、カフェインを摂りすぎたと感じる日には、水出し緑茶を飲むことが安眠の秘訣です。水出し緑茶は、カフェインの影響を最小限に抑え、リラックス効果のあるテアニンを摂取することで、質の高い睡眠をサポートします。快適な睡眠を得るためには、寝る前に軽く水出し緑茶を飲んでリラックスすることが非常に効果的なのです。

パジャマはシルク素材を選んで快適な睡眠を手に入れよう

質の良い睡眠をとるためには、パジャマ選びも非常に重要な要素となります。肌ざわりや着心地の良さは、睡眠の質に直結しており、リラックスできるパジャマを選ぶことで、より良い眠りが得られます。パジャマが体を締め付けたり圧迫するようなデザインだと、血行が悪くなったり体がリラックスできないため、深い眠りを妨げる原因となります。横になったときに、何の不快感もなく心地よく感じられるパジャマを選ぶことが大切です。

おすすめなのは、シルク素材のパジャマです。シルクは吸湿性に優れ、汗を素早く吸収してくれるため、寝汗をかいても不快感を感じることがありません。また、夏は涼しく、冬は暖かく、年中快適に過ごせるのがシルクの魅力です。人間は睡眠時に約１Ｌもの寝汗をかくと言われており、その寝汗を吸収できる素材は睡眠の質に大きな影響を与えます。ナイロンなどの通気性が悪い素材のパジャマでは、寝汗が蒸れてベッド内の温度や湿度が不快になり、眠りが浅くなる原因になります。シルクのパジャマなら、そうした心配をすることなく快適に眠れるのです。

また、ガーゼ素材のパジャマもおすすめです。ガーゼは通気性が良いため、汗をかいても快適さを保つことができます。ガーゼ素材のパジャマは、軽くて柔らかいため、肌に優しく、寝ている間もストレスなく過ごせます。特に暑い季節には、ガーゼのパジャマを着ることで、より快適に眠りやすくなります。パジャマは毎日着る衣類の中でも、特に長時間肌に触れるものです。そのため、着心地が良く、快適に過ごせるものを選ぶことが、質の良い睡眠を得るためには欠かせません。

質の良い睡眠をとるためには、寝具や環境だけでなく、着るものにも気を使うべきです。パジャマを選ぶ際には、肌触りや通気性、そして季節に合った素材を選ぶことが大切です。自分の体に最適なパジャマを選ぶことで、より深い眠りを手に入れ、毎日を元気に過ごすためのエネルギーを得ることができるでしょう。

冷え性に最適な睡眠のお供！
レッグウォーマーを履いて冷えを解消

冬になると、入浴後に手足が冷えて眠れなくなる人も多いでしょう。特に、寒さが厳しい季節には、つい厚手の靴下を履いてベッドに入りたくなる気持ちもよくわかります。しかし、眠るときに靴下を履いていると、足の先から熱を放出することができず、結果的に体温調節がうまくいかないことがあります。そのため、質の良い睡眠を妨げる原因となる可能性があるのです。睡眠中の体温調整は非常に大切で、足先を温めすぎることが、逆に快適な眠りを妨げる場合もあります。

とはいえ、寒い夜に寝つきが悪いのはだれしもが経験することです。そんなときにおすすめなのがレッグウォーマーです。レッグウォーマーは、足をしっかりと保温しつつ、足先からの放熱に適した構造をしているため、深部体温の放熱を助けてくれます。これにより、質の良い睡眠をサポートし、眠りやすくしてくれるのです。特に、足先から放熱をうまく行いながら体温を保つことが、冬の睡眠にはとても重要です。

「レッグウォーマーを履くと、足首から膝下まで覆ってしまうので、足先が冷えてしまうのでは？」と思うかもしれませんが、実は冷えの解消には足先よりも足首を温めることが重要なのです。足首は、体の中でも筋肉と脂肪が少ない部分で、冷えやすい部位です。足首を温めることで、血液が温まり、体全体の冷えを解消する助けになります。

レッグウォーマーを着用して就寝すると、深夜に目が覚める回数が大幅に減ることが多くの研究でも示されています。これは、冷えによって眠りが浅くなることを防ぎ、より深い眠りを得るために役立ちます。冬だけでなく、夏のエアコンによる冷えで眠りにくいときにもレッグウォーマーは有効です。エアコンの冷気から守れることで、夏でも快適に眠ることができるため、季節を問わず重宝するアイテムです。

部屋のカラーコーディネートが影響！色の効果で変化する睡眠の質

色は心に大きな影響を与えることはご存じでしょうか。色が与える心理的な効果をうまく利用すれば、質の良い睡眠をとることができるようになります。寝室の色づかいにも気を配り、より快適な眠りをサポートするような空間づくりを意識しましょう。寝室はリラックスして眠るための場所であるため、色選び一つで心地よい睡眠が得られるかどうかが大きく変わります。

できれば、寝室のインテリアには赤や黄色をはじめとする暖色系や黒を使用するのは避けたほうが良いでしょう。ある調査によると、これらの色は脳に強い刺激を与え、交感神経を優位にするため、リラックスして眠るためには適していません。交感神経が優位になると、体が覚醒状態に近づき、入眠を妨げてしまう恐れがあります。特にカーテンやベッドカバーなど、寝室の中でも面積が広く、目に入る機会が多いアイテムには、暖色系や黒を避けるのが無難です。

その反面、寒色系や無彩色は、心を落ち着かせる効果があることがわかっています。これらの色は副交感神経を優位にし、リラックスした状態に導いてくれるため、入眠を助けてくれます。寝室には、このような色が最適です。たとえば、ナチュラルなベージュや淡いブルー、グリーンなどの色合いが理想的です。一流ホテルの客室でベージュやパステル系の色が多く使われているのも、この理由によるものです。これらの色は、静かで落ち着いた雰囲気をつくり出し、睡眠環境として非常に適しています。気分を落ち着ける効果がある色や、自分が心地よく感じる色を取り入れることで、より深い眠りへと導くことができるでしょう。

また、照明の色や明るさも睡眠に大きな影響を与えます。間接照明や暖色系の柔らかい明かりを使うことで、寝室全体をリラックスできる空間にすることができます。睡眠環境は心地よい空間づくりから始まり、色選びもその一部であることを意識することで、より快適で深い眠りを手に入れることができます。

眠る前に不安が湧いてきたら腹式呼吸で解消＆リラックス

なかなか寝つけないと、仕事のことや人間関係、未来のことなど、さまざまな思いが巡り、その結果、不安が膨らんできて、ますます眠れなくなることがあります。こうした思考のループにはまると、なかなか落ち着かず、気づけば夜が更けていってしまうのです。そんなときに試してみたいのが、布団の中での腹式呼吸。横隔膜にある副交感神経が刺激され、体全体がリラックス状態に導かれます。脳がリラックスして心が穏やかになり、自然と眠りに入りやすくなるのです。また、腹式呼吸を行うことで、脳波がα波に変化し、深い眠りへと誘われます。

腹式呼吸の具体的なやり方は、まずお腹の中に空気をためるように意識し、ゆっくりと長く鼻から息を吸い込みます。息を吸うときにはお腹を膨らませるように意識すると、より効果的です。その後、吐くときは吸った時間の倍くらいの時間をかけて、口からゆっくりと吐き出します。息を吐き出すときに、不安や緊張も一緒に吐き出すイメージを持つと、よりリラックス効果が高まります。心の中の余分な思考が少しずつ解放されていくのを感じることで、徐々に眠気が訪れるでしょう。

もし腹式呼吸がうまくできない場合は、代わりにベッドの中で天井に向かって大きく息を吐き出してみましょう。息を吐く際に、お腹が膨らんだり凹んだりする感覚を感じることができるはずです。この動作も、リラックスを促進します。

また、腹式呼吸のほかにも、マインドフルネスや瞑想などの方法も有効です。これらの方法も、副交感神経を優位にし、心身をリラックスさせる効果があります。マインドフルネスは、「今」に集中することで、過去や未来に対する不安や心配を減らし、脳を休ませる役割を果たします。さらに、マインドフルネスによって、感情をつかさどる脳の部分、特に不安や悲しみを引き起こす扁桃体の暴走を抑えることができ、前頭前野が鍛えられます。この結果、精神的な安定が得られ、より穏やかな気持ちで眠りに就くことができるのです。

自分に一番効くものはどれ？「必ず眠れる入眠儀式」を見つけよう

体は疲れているのに、夜、ベッドに入っても目が冴えてしまい、なかなか眠れないという経験をしたことがある人は少なくないでしょう。実際、これは多くの人が感じることであり、原因としては、日中に交感神経が高ぶって活発に働いており、その状態がなかなか収まらないため、覚醒状態が続いていることが挙げられます。そのため、体が疲れていても脳がリラックスせず、寝室で横になっても眠りに就くのが難しくなってしまうのです。こんなとき、寝室での習慣を少し工夫して、リラックス状態に導くことが大切です。

そんなときに試してみたいのが、自分なりの「入眠儀式」です。入眠儀式とは、寝る前にリラックスできる行動を習慣化すること。交感神経を落ち着かせ、副交感神経を優位にすることができます。自律神経は私たちの意識でコントロールすることが難しいですが、入眠儀式を取り入れることで、リラックスした状態をつくり出し、眠りに入りやすくなります。リズム感のある行動や、単調で心を落ち着けるような行動が効果的で、これにより心も体もリラックス状態に導かれます。

簡単にできる入眠儀式としておすすめなのは、アロマオイルやお香、ルームスプレーなどで、寝室を好きな香りで満たすこと。香りは脳に直接働きかけ、心を落ち着かせるため、寝室の空間を心地よく整える役割を果たします。

読書を入眠儀式にする場合は、なるべく難しい本を選ぶことをおすすめします。好きな本を読んでいるとついつい集中しすぎてしまい、脳が活発になり、逆に覚醒してしまうことがあるからです。そこで、優しい雰囲気の写真集やイラストが多い本を眺めることが有効です。こうした本を眺めることで、視覚的にリラックスでき、心が穏やかになり、眠気を引き寄せやすくなります。もし音楽を入眠儀式として取り入れたい場合は、ヒーリング音楽や静かなクラシック音楽が適しています。これらの音楽は副交感神経を優位にし、心を落ち着かせ、眠りに導いてくれるでしょう。

寝る前の運動は逆効果！ 激しい運動は眠る90分前までに終わらせよう

ノンレム睡眠とは、大脳を休める深い睡眠のことを指します。この睡眠段階は、体と心の疲れをしっかりと回復させるためにとても重要です。スタンフォード大学睡眠・生体リズム研究所によると、特に眠り始めの90分間に訪れるノンレム睡眠こそが、睡眠の質を決定づけるとされています。なぜなら、この期間に夜間に分泌される成長ホルモンの70～80％が分泌されるためです。成長ホルモンは、体の修復や免疫力の向上、細胞の再生に欠かせない役割を果たしています。もしノンレム睡眠が乱れると、その後どれだけの時間を眠っても、質の高い睡眠を得ることができないと言います。始めの90分がいかに大切かが理解できるでしょう。

スムーズに入眠するためには、就寝の90分前には激しい運動を避けることが大切です。なぜなら、体を動かした直後は脳が興奮状態になり、リラックスすることが難しくなり、深い眠りに入ることができないからです。筋トレやランニング、スポーツなどの激しい運動は、寝る90分前には終わらせるようにしましょう。これにより、体は落ち着いた状態になり、ノンレム睡眠に入りやすくなります。

さらに、アパラチアン州立大学の研究によると、質の良い睡眠をとるためには朝の運動が最も効果的だという結果が出ています。特に、朝7時に運動をしたグループのノンレム睡眠は最大で75％も増加したというデータが示されています。朝の運動は体内時計を整え、昼間の活力を引き出すためにも非常に効果的です。また、朝の光を浴びることも、夜の眠りの質を向上させるためには重要です。

かつては、「夜10時から深夜2時が眠りのゴールデンタイム」と言われていた時代もありましたが、現在では、睡眠直後の90分間の質が最も重要だと考えられています。この時間帯にどれだけ深い眠りに入れるかが、その後の睡眠の質を左右します。就寝時間については何時でも構いませんが、毎晩同じ時間帯に眠りに就くことを心がけることが大切です。

寝る前はホットミルクかシナモンジンジャーティーでリラックス

ストレスの多い現代社会では、過緊張状態や体の冷えによって深部体温がうまく放熱できず、寝つけなかったり、睡眠中も緊張が続いて疲れがとれないという人が多くいます。これらの問題は、体がリラックスすることができないため、眠りの質が低下してしまう原因となります。そんなときは、寝る前に温かい飲み物を摂取することで体をリラックスさせ、入眠を助けることができます。ホットミルクを飲んで手足の温度や体温を上げると、寝室で必要な放熱がスムーズに進み、体がリラックスしやすくなります。この状態が整うことで、楽に眠りに就くことができます。また、ホットミルクを飲むことで胃腸も温まるため、副交感神経が優位になり、さらにリラックス効果が高まります。ぬるめのホットミルクが特に効果的で、寝る前のリラックスしたひとときをサポートしてくれます。

同じ理由で、シナモンジンジャーティーもおすすめです。シナモンは胃腸を健康に保つ効果があり、ショウガ（ジンジャー）は体を温める効果が高いため、冷えを感じる夜にぴったりの飲み物です。まさに「日常的に飲める漢方薬」と言えるでしょう。作り方は非常に簡単で、好みの紅茶を淹れて乾燥シナモンとショウガを加えるだけで、体がぽかぽかと温まります。さらに、ほっとしたいときには、温めた牛乳で紅茶を淹れるシナモンジンジャーミルクティーにすることで、よりリラックス効果を高めることができます。胃腸も優しく温まり、心地よい眠気を誘うことができるでしょう。

ダイエット中の場合は、ホットミルクではなく、カロリーゼロのぬるめの白湯がベターです。白湯は、体の内側から温める効果があり、深部体温を上昇させるとともに、副交感神経にも効果的です。白湯の温かさが体全体に広がり、リラックス状態を促進してくれます。白湯を寝る前にゆっくり飲むことで、体が温まり、翌朝の目覚めもスッキリと迎えることができるでしょう。

良質な睡眠を妨げる！「いびき」の解消法

いびきは睡眠中、呼吸をするたびに空気が鼻腔（びこう）内や喉の狭い部分にぶつかって共振する異常な呼吸音のこと。睡眠時は舌や喉の筋肉も緩むため、舌が落ち込んで気道が狭くなり、いびきが出やすくなってしまいます。

朝起きたときに「なんとなく体がだるい」「あまり疲れがとれていない」と感じたら、いびきが原因の可能性も。いびきは熟睡を妨げるだけでなく、睡眠時無呼吸症候群を引き起こす可能性もあるので、対策が必要です。

いびきの予防には「右向きの姿勢で寝る」のが効果的。気道が確保されやすく、いびきをかきにくくなり、睡眠時無呼吸症候群の危険も減らせます。

左ではなく右に向いて寝るのは、胃が体の右側に向かってカーブするように位置しているから。胃のカーブに沿って体を横たえると、消化の流れを助けて自律神経にかかる負担も軽減できるので、より質の良い睡眠がとりやすくなります。

寝ている間に寝返りをうつのは自然なことなので、途中で姿勢が変わるのは仕方ありませんが、入眠時にはできるだけ右向きで寝ることを意識するようにしましょう。

第4章

疲れを癒やしてリセットする「生活習慣」

「今日は疲れたな」「体がつらい……」
と思ったときにパッと実践できる、
疲れがラクになる方法を
覚えておくと便利です。

口角を上げるだけで脳が騙されて癒やし&幸せホルモンが分泌される

作り笑顔というと、どこか抵抗感を覚える人もいるかもしれませんが、最近の研究では、ただ笑顔を作るだけでも健康に対して非常にプラスの効果があることがわかってきています。最初は少し違和感があるかもしれませんが、実際に笑顔を作るだけで、脳から癒やしホルモンであるセロトニンや、多幸感をもたらす神経伝達物質であるエンドルフィンが分泌されることが確認されています。たとえ無理にでも笑顔を作るだけで、脳はそれを本物の笑顔だと認識し、これらの良いホルモンが分泌され始めるのです。エンドルフィンには副交感神経を優位にさせる作用があり、それによってリラックスした穏やかな気持ちをもたらしてくれます。これが心身の緊張を解きほぐし、ストレスの軽減にもつながります。

また、笑うこと自体が免疫システムを刺激することがわかっています。笑うと間脳が興奮し、それが免疫システムに強い影響を与えるのです。この結果として、アミノ酸の一種であるペプチドの活発な分泌が促されます。ペプチドは、血液やリンパ液に乗って体内を巡り、ナチュラルキラー細胞（ＮＫ細胞）を活性化します。これらのＮＫ細胞は、体内に侵入したウイルスや細菌を攻撃し、私たちを守ってくれる大切な役割を担っています。笑顔や笑いは、こうした免疫機能の向上にも大きな貢献をしているのです。

さらに、笑顔による幸福感は、チョコレート２０００個分の快楽物質に匹敵すると言われています。笑顔を作ることで、腸内細菌のバランスが整い、免疫力が自然とアップすることが期待されます。これは「脳腸相関」と呼ばれる、脳と腸がホルモンを介して互いに影響を与え合う密接な関係に基づいています。したがって、笑顔が生み出す幸せ感が先でも、健康が先でも、心身の健康がしっかりと保たれることに変わりはないのです。このように、笑顔が私たちの健康を支える重要な要素であることが、科学的にも証明されてきているのです。

美しい背すじ伸ばしで
ストレスを感じにくい体を作る

顔を上げ、胸を張った、いわゆる「良い姿勢」は、前かがみや肩が上がっているなどの悪い姿勢のときよりも、痛みやストレスへの耐性が高まるという研究結果がいくつかあります。良い姿勢を維持することで、身体全体のバランスが整い、筋肉や関節への過度な負担が減少します。その結果、体がより自然にリラックスでき、痛みや疲れを感じにくくなるだけでなく、精神的なストレスにも強くなるのです。

この「良い姿勢」を支えるのは、抗重力筋と呼ばれる背中や腰、お尻などの筋肉です。これらの筋肉は、重力に逆らって体を支える重要な役割を果たしており、姿勢を保つために必要不可欠です。抗重力筋が適切に刺激を受けると、脳内ではセロトニンの分泌が促進され、ストレスを感じにくい状態が作られます。セロトニンは気分を落ち着かせる働きがあるため、精神的な負担を軽減します。

さらに、背すじを伸ばし、横隔膜をゆっくり深く動かす腹式呼吸を行うことで、セロトニンの分泌をさらに増やすことができます。横隔膜は呼吸をつかさどる重要な部分であり、また自律神経が集まる場所でもあります。横隔膜が動くことで、適度に自律神経が刺激され、副交感神経が優位に働きます。副交感神経が活発になると、心身がリラックスした状態になり、緊張が解けてストレスが軽減されるのです。

緊張や不安でストレスを感じる場面では、まずはデコルテ（胸元）で光を受け止めるイメージを持ちながら良い姿勢を作り、その後、ゆっくり深く腹式呼吸を行いましょう。これだけで、短時間で余分な緊張がほぐれ、リラックスした状態を取り戻すことができます。腹式呼吸は、意識的にお腹を使って深く呼吸をすることで、体の緊張を解きほぐし、呼吸を整えるだけでなく、自律神経を整える効果もあります。

もし腹式呼吸のやり方がわからない、または苦手な場合でも、お腹の下の方を意識して、ゆっくり呼吸をすれば十分に効果が得られます。また、仰向けになって深呼吸を行うことで、腹式呼吸の感覚をつかむことができるので、初心者にもおすすめです。

日々の小さな不調を書いていくだけで不調の原因を明確に

日記をつけることがメンタルヘルスに良いことは広く知られていますが、実際に日記をつけることを習慣にするのは、忙しい現代人にとってはなかなか難しいかもしれません。また、日々のちょっとした疲れや不調を感じても、「日記に書くほどのことではない」と思うと、どうしても書くことが少なくなってしまいます。しかし、実はこのようなちょっとした疲れや不調のメモこそが、健康を維持するために非常に役立つものなのです。日記という形にこだわらなくても、簡単なメモを取るだけでも効果は十分にあります。いわば、自分だけの「自分カルテ」を作ることが、健康管理にはとても有益です。

記録する内容は非常に簡単で大丈夫です。たとえば、「チーズで赤ワインを飲んだ翌日は頭痛がした」「パスタを食べた翌日は体がだるい」「ディナーの最後にコーヒーを飲んだら翌朝寝坊した」などの小さな不調を、その都度書き留めていきます。これらの小さな記録を積み重ねていくと、自分の体調や体質に関する新たな発見があるかもしれません。もしかしたら、食べ物や飲み物、あるいは気温や気圧の変化が、自分にとって不調を引き起こす要因となっていることが見えてくるかもしれません。

こうした記録を一覧にしてみると、どんな環境や生活習慣が自分に合っていないのかがわかりやすくなります。たとえば、ある食べ物や飲み物が体調に影響を与えていることに気づけば、その原因を避けることができます。また、スケジュールの調整をすることで、体調管理やストレスの軽減にもつながります。不調の原因を知ることができれば、それに対応した改善策を取ることができ、結果的に快適な日々を送るための助けになるのです。

「自分カルテ」を作り、日々の生活の中で心身の不調や苦手な部分を知ることが、より快適に毎日を過ごすための近道となります。自分自身の体調に敏感になり、少しの不調を見逃さずに記録することが、健康を守るための第一歩となります。

私服コーディネートの作り置きで憂うつなルーティンから抜け出す

いつでも同じコーディネートをしていたアップル創業者のスティーブ・ジョブズ氏。彼は「人間が一日にできる決断の数は限られている」という理由で、選択と決断に使う時間や精神的なエネルギーを洋服選びに浪費したくない、という発想から、常に同じ服装を選んでいました。これにより、彼はほかの重要な決断に集中することができたのです。日常的に必要のない決断を減らすことで、精神的な負担を軽減し、より効果的にエネルギーを使うことができるというわけです。

しかし、普通の人が毎日全く同じコーディネートをするのは、さすがに現実的ではないでしょう。多くの人にとって、ファッションには個性や気分が反映される部分があり、毎日同じ服装を選ぶのは、少し物足りなく感じるかもしれません。しかし、毎朝着る服のコーディネートを選ぶというルーティンが、思いのほか負担に感じる人も少なくありません。特に忙しい朝に、何を着るか決めることに時間を取られると、その日の始まりがストレスに感じてしまうこともあります。そこで、おすすめしたいのが「私服の制服化」です。

「私服の制服化」とは、あらかじめ何パターンかのコーディネートを用意しておき、その中から選ぶ方法です。これにより、毎朝何を着るかを考える時間を短縮でき、選択にかかる精神的なエネルギーを節約することができます。さらに、翌日の天気予報に合わせて前日に服装を決めておけば、朝の準備がスムーズに進み、無駄な時間を削減できます。

このアイデアは、毎日の食事などにも応用できます。食事をパターン化することで、余計な決断を減らし、毎日の準備をより効率的にすることができます。また、家事の効率化にもつながり、ストレスの原因を減らすことが可能です。自分でコントロールできる部分を減らしていくことで、精神的な負担が軽減され、疲れにくい生活に近づいていくでしょう。

「ながら食べ」をやめて食事に集中自律神経を休ませてあげる

食事中、ついついパソコンやスマホを見ながら、仕事や家事の段取りを考えながら……、と食事を味わうことを後回しにしてはいないでしょうか。「ながら食べ」は何よりも肥満の原因になります。食事に集中せずにほかのことをしていると、食べ過ぎを招きやすく、満腹感を感じる前に食べ終わってしまうこともあります。また、余裕のない食事は交感神経を高め、体がストレス状態にあると認識しますが、体が消化を始めると、副交感神経が強制的に優位になります。これにより、自律神経のバランスが急激に入れ替わり、心身の調和が崩れやすくなります。結果として、消化不良を起こしやすくなるだけでなく、ストレスもたまりやすくなるのです。

この「ながら食べ」をやめるのに最適なのが、意識的に目の前の食事に集中する食事法「マインドフルネス・イーティング」です。マインドフルネスの食事版であるこの方法は、「今、ここ」に意識を集中させることで、思考があちこちに飛んで落ち着かない気持ちを静め、心身をリラックスさせる効果があります。食事に集中することで、食べ物の味や食感をしっかり感じ取りながら食べることができ、心身の緊張を解放することができます。これにより、食事がより満足感を伴うものとなり、無駄に食べ過ぎることも少なくなります。

さらに、マインドフルネス・イーティングは、メンタル面の効果だけでなく、身体的にも良いことをもたらします。食事をゆっくりと摂り、何度も咀嚼することは、消化を助け、胃腸への負担を軽減します。よく嚙んで食べることは、食べ物を細かく分解し、体が消化しやすい状態にするため、胃腸の働きがスムーズになります。また、咀嚼がしっかりできることで、糖質の吸収も穏やかになり、血糖値の急上昇を防ぐ効果があります。このように、マインドフルネス・イーティングは、自律神経も整え、メンタル面も落ち着かせるとともに、体の健康にも良い影響を与える、まさに一石二鳥の食事法です。

「暑い」「寒い」は自律神経の乱れのサイン 温度差を減らしてバランスを整える

職場でも自宅でも、今自分がいる部屋の温度が快適ではないと感じたとき、すぐに対処していますか？　温度差に無頓着でいると、意外なところで体調を崩す原因となることがあります。たとえば、炎天下の外出から帰ってきたときに、エアコンの効いた室内が寒く感じたり、真冬で外が寒くても、部屋に入った途端、防寒着が高性能すぎて逆に汗ばむほど暑く感じることがあります。このように、自分と周りの温度差が激しいことは、実は非常に多くの場面で起きており、そんなときに適切に温度調整をしないと、体に余計なストレスを与えることになります。

自律神経は、温度の急激な変化に非常に弱いため、短時間であっても、体内のバランスが急激に崩れてしまうことがあります。自律神経は体調や精神状態に大きく影響を与えており、特に温度差による影響を受けやすく、さらに温度差による自律神経の乱れが体内で続くと、回復に時間がかかり、場合によっては3～4時間も必要になります。こうしたことを避けるためには、特に季節の変わり目や室内外で温度差が大きい時季には、温度調整を意識的に行う習慣が必要です。たとえ短時間でも外出した場合、しっかりと体温を調整できる環境を整えることが重要です。

「暑い」「寒い」と感じた瞬間、実は自律神経はすでに乱れ始めていることがあるのです。そのため、温度差に対して過剰に反応してしまう前に、すぐに対処しないと、どんどん体調に悪影響を与える可能性が高くなります。温度差による自律神経の乱れは、メンタルにも影響を与えるため、「ちょっとだけだから」と軽く考えて放置することはできません。温度の急激な変化が、思わぬ不調の原因となることもあります。たとえば、不安感や落ち込み、疲労感や不眠など、一見温度差とは関係がなさそうな不調が、実は温度の急激な変化に起因していることも少なくないのです。ですから、日々の生活で温度調整に気を配ることが、心身の健康を守るためにとても大切だと言えるでしょう。

血の巡りを良くするためには体を温めるのが一番効果的

日本人の平熱は、平均で37℃前後と言われています。体温が36℃未満の状態を低体温と呼びますが、この状態になると免疫力の低下など健康上のトラブルが起こりやすくなります。体温が低くなることで、体内の各機能がうまく働かなくなり、疲れやすくなる、風邪をひきやすくなることがあります。そのため、体温を適切な状態に保つことは、健康を守るために非常に重要なのです。

体温を上げると健康に良い理由は、血液やリンパの流れが活発になり、体の隅々まで栄養や免疫物質が届くようになり、代謝が活発化するためです。これにより、体の機能がより効果的に働くようになります。そのため、冷え性や体が冷えがちな人は、特に血液やリンパの巡りを良くすることが大切です。適度に体を温めたり、軽い運動をすることが効果的です。

ただし、「平熱が高ければ免疫力や代謝がアップするのでは？」と考えて過度な筋トレを行う必要はありません。筋肉をつけることは健康に良い影響を与えますが、基礎代謝量が上がって平熱が上がるほどの筋肉をつけても、それほど大きく平熱は変わりません。過度なトレーニングは逆に体に負担をかけることもあります。大事なのは、普段から無理なく体を温めたり、こまめに体調を整えることです。

特に、血行が悪いと感じたときには、早めに体を温めるようにすることが重要です。たとえば、すぐに体温を上げたいときには、その場で20秒スキップをするだけで、一気に血流が良くなり、体がぽかぽかしてきます。短時間で血行を改善できる簡単な方法として、ぜひ取り入れてみてください。

気をつけたいのは、血の巡りを良くしようとするあまり、無理に自律神経に負担をかけてしまうことです。急激な温度変化や強い温度刺激は、自律神経を疲労させ、体調を崩す原因となることがあるため、温度調整は急激に行わないように注意が必要です。体温を上げる際には、ゆっくりと体を慣らしながら調整することが大切です。

目覚めたら日光を浴びて体内時計をリセットする

規則正しい一日の起点は朝です。体は、朝日などの強い光を浴びると体内時計がリセットされ、睡眠ホルモンのメラトニン分泌へのカウントダウンも始まります。朝に光を浴びることで、昼夜のサイクルがしっかりと整えられ、体内のバランスが保たれます。つまり、日光は体の目覚めを促し、脳と体が本格的に動き出すために必要な刺激を与えてくれるのです。

大切なのは日光を「見る」だけでなく、全身で「浴びる」ことです。カーテンを開けたついでにベランダへ出るだけでもかまいません。軽いストレッチや深呼吸をすれば、心と体に文字通り、スイッチが入ります。このような朝の習慣が、日中の活力を高め、精神的にも安定した状態をつくり出します。外の光を浴びることで、体は内から元気をもらい、仕事や日常生活に対する意欲が湧いてきます。

体のリズムを決める体内時計は、一日を24・5時間で刻んでいます。この30分のズレは、起床して日光を浴びたときに修正されますが、裏を返せば浴びなければリセットできません。毎朝同じ時刻に起床して日光を浴びて、生体リズムを整えましょう。日光を浴びることで体内時計がリセットされ、一日がスムーズにスタートするのです。

朝、日光を浴びてからおよそ16時間後にメラトニンが分泌され始め、自然に眠気が訪れます。このときにすっと眠りに就くことができると、質の良い睡眠につながります。しっかりと眠ることは、翌日に向けての回復やエネルギーの蓄積に非常に重要な役割を果たします。メラトニンは体をリラックスさせ、眠りやすくするため、十分な分泌を促す環境を整えることが大切です。

メラトニンの分泌は脳が覚醒していると妨げられるので、この眠くなる時間帯にスマホやパソコンなどのブルーライト、激しい運動、熱々のお風呂や飲み物などで脳が覚醒しないように注意しましょう。

目覚めて30分以内の散歩で脳のパフォーマンスがアップする

幸せホルモンのセロトニンは、軽い運動や食事など、さまざまな場面で分泌されます。特に簡単なのが、起床後の30分間に朝日を浴びることです。朝の時間帯に光を浴びることで、体内時計をリセットし、セロトニン分泌を促進する効果がありま す。この効果は非常に強力で、特にウォーキングを行って血流を良くすると、効果が倍増します。軽い運動を行うことで、体の各部位に栄養や酸素がしっかりと届き、体調が整いやすくなります。

ウォーキング中は、安静時よりも脳に届く酸素量が30～50%増えることがわかっています。この酸素量の増加が、脳の活性化につながり、快楽ホルモンや幸せホルモンの分泌が始まります。歩く時間が伸びるに従って、心地よい気分や幸福感が高まるため、朝からポジティブな気分で一日をスタートすることができるのです。体内では、運動をすることによって交感神経が優位になり、就寝中にリラックスしていた脳が活動モードへ切り替わり、より良いパフォーマンスを発揮しやすくなります。

体内時計がリセットされ、血流やリンパの流れも良くなって体が活発に動き始め、脳も活動モードになる。この一連の流れを作り出すための時間が、目覚めてからの30分という目安です。この30分間を過ごすことで、体が目覚め、心身ともにスッキリとした気分で一日を始めることができます。早朝のウォーキングは、こういった心身の健康効果に加えて、比較的弱い日差しの中で程よい紫外線を浴びることができ、体内でのビタミンDの合成が促進されるなど、さまざまな良いことがたくさんあります。このような朝の活動は、心と体を整えるための非常に効果的な方法と言えるでしょう。

無理のない範囲で散歩をすることで、心身ともにリフレッシュでき、一日を有意義に過ごせるようになります。特に、朝の新鮮な空気と自然の中で過ごす時間は、気持ちを落ち着かせ、ストレスを軽減する効果もあるため、ぜひ取り入れたい習慣です。

イライラしたりストレスがたまったら胸鎖乳突筋をほぐして気分スッキリ

デスクワークをしているときに、特に理由がわからないままイライラしてしまうことがあるかもしれません。その原因の一つに、首のコリがあることが考えられます。首は脳と体をつなぐ重要な部分で、血管や神経が集まっているため、ストレスや長時間のデスクワークによって首の筋肉が硬くなると、血流が滞り、脳や自律神経に悪影響を及ぼします。これが、イライラや集中力の低下、さらには肩こりや頭痛といった不調の原因にもつながるのです。そんな首のコリを解消するために最適なのが、胸鎖乳突筋(きょうさにゅうとつきん)のもみほぐしです。

やり方は非常に簡単です。まず、顔を左右のどちらかにゆっくり回します。そうすると、耳の下から鎖骨まで続く筋肉が浮かび上がり、そこが胸鎖乳突筋です。そこを優しくなでるだけで、筋肉がほぐれていきます。このとき、強く押しすぎないように気をつけてください。無理に力を入れると、逆に筋肉を傷めたり、神経や血管に圧力がかかる可能性があるため、気持ちがいいと感じる範囲で行いましょう。

首のコリが和らいでくると、血液の巡りが改善され、自然に副交感神経が優位になります。これによって、リラックスできる状態がつくられ、イライラが解消されていきます。もし首のコリがひどいと、初めはなでただけでも「痛い」と感じることがあるかもしれません。その場合でも、繰り返し行っていくことで、徐々に痛みが和らいでくるので、焦らずゆっくり行いましょう。

また、胸鎖乳突筋をなでることによって、その近くにある５つのツボも刺激されます。これらのツボは首や肩のコリをほぐす効果をさらに高めてくれます。デスクワークをしているとつい同じ姿勢が続きがちですが、これらの簡単なケアを行うことで、体の不調を予防し、気分もスッキリとした状態で仕事に集中できるようになります。忙しい中でも、少しの時間を見つけて体をほぐすことが、健康や効率の向上につながります。

手を洗うときの「中指押し」で自律神経のバランスを整える

全身の臓器や器官に対応したツボのような効果がある箇所を「反射区」と言います。反射区は足の裏に多く存在していますが、実は手の中指にも目や鼻、喉、肺、心臓、胃、腸など、全身の臓器や器官に対応した反射区が集中しているのです。つまり、中指を押すことで、これらの臓器や器官に刺激を与えることができ、反射的にその情報が脳に伝わります。これにより、自律神経が整い、特に自律神経の不調が原因となっているうつ症状や不安感、不眠、全身のだるさといった体調不良が改善されることが期待できます。

「中指押し」の方法は非常に簡単。特別な道具を必要とせず、どこでも手軽にできるため、忙しい日常にも取り入れやすくおすすめです。まず、手の甲を自分のほうに向けます。次に、反対側の手の親指を使って、中指の爪の下と第一関節の間からつけ根までを押していきます。痛さが気持ちいいと感じるくらいの強さで押すのがポイントです。この圧力で、中指の反射区を刺激することができます。

一通り刺激し終わったら、手のひらを自分のほうに向けて、同じように中指の第一関節の上あたりからつけ根までを少し強めに押して、再度刺激を与えます。反対側の手の中指も、同じ手順で行い、両手を均等にケアします。この「中指押し」を行う際、もし時間に余裕があれば、ゆっくりと力を加えながら、時間をかけて押していくことで、リラックス効果がさらに高まり、体と心をより深くリラックスさせることができます。

反射区を刺激すると、ツボ押しと同じような効果を得ることができます。そのため、日常生活の中で、特に帰宅して手を洗うときなどのふとした瞬間に、中指を押す習慣をつけると、忙しい日々の中でも手軽に健康管理を行うことができます。この習慣が身につけば、日々の小さなリラックスタイムとして、心身の不調を予防し、改善するための一助となることでしょう。

だらだらと時間を使ってしまう人はアラームでメリハリをつけると吉

リモートワークの機会が増え、自宅で過ごす時間が長くなると、生活のリズムが崩れ、ついだらだらと時間を使ってしまうことが多くなるかもしれません。普段のオフィスワークのように「終業時間」や「休憩時間」が決まっていないと、ついついダラダラと過ごしてしまい、気づけば予定よりも遅くなってしまうこともあります。そんなときには、学生時代に学校のチャイムを聞いたときのような感覚で、アラームをうまく活用してみることをおすすめします。

集中力が落ちた状態でだらだらと仕事を続けると、疲れがたまりやすく、効率もどんどん低下してしまいます。これでは、せっかくの時間を無駄に過ごすことになりかねません。仕事の生産性を維持するためには、仕事と休憩のメリハリをしっかりつけることが大切です。そうすることで、仕事に集中する時間と、リフレッシュする時間のバランスが整い、効率よく進めることができます。

たとえば、朝起きたときにアラームを鳴らし、その後は朝食、着替え、そしてその後に鳴ったアラームで仕事をスタートするなど、日々の行動を時間で区切っておくと、習慣化しやすくなります。また、休憩時間もアラームで管理することで、決まった時間に休息をとることができます。休憩時間には、軽い運動をしたり、お茶を飲んだりして、心身をリフレッシュさせましょう。アラームが鳴ることで、気持ちをリセットでき、仕事に対する集中力が持続します。

最近では、スマートフォンを使って、日々のルーティンを管理できるアプリも増えてきました。たとえば、「○時には夕食」「○時までには入浴」「○時にはベッドに入る」といった予定をアラームで知らせてくれるアプリを活用すれば、生活リズムを整えるのがとても簡単になります。体調を維持し、毎日の仕事や生活がスムーズに進むよう上手にアラームを使いこなして、リモートワークの環境でも規則正しい生活を心がけると良いでしょう。

仕事や勉強で脳が疲れたときはＭＣＴオイルでエネルギー補給

ＭＣＴオイルとは、ココナッツやパーム種子などに含まれる天然の中鎖脂肪酸から作られた食用オイルです。このオイルは健康や美容にも良い影響を与えるとされており、体内に脂肪として蓄積されにくいという性質を持ち、ダイエット効果も高いと言われています。中鎖脂肪酸は、ほかの植物オイルに含まれている脂肪酸と比べて消化や吸収が非常に早く、体内でエネルギーとして利用されやすい特長を持っているためです。これにより、通常の油と比べて体に蓄積されることなく、すぐにエネルギーとして使用されるため、余分な脂肪の蓄積を防ぐことができます。

さらに、ＭＣＴオイルは体内でケトン体を生成するため、特にエネルギー不足の状態で活躍します。体がエネルギー不足になったとき、肝臓で作られるケトン体は、体内の脂肪を分解してエネルギーを生成します。しかし、ケトン体が生成されるのは空腹状態であり、この過程では脳がうまく機能しない場合があるため、集中力の低下や疲れを感じることがあります。ここで、ＭＣＴオイルの出番です。適量のＭＣＴオイルを摂取すると、作られたケトン体がすぐに脳のエネルギー源となり、素早く脳を活性化させます。このエネルギー源は、ブドウ糖とは違い、脂肪として蓄積されることはなく、短時間でエネルギーとして消費されます。これにより、脳が疲れているとき、特に仕事や勉強で集中力が必要なときに、スプーン一杯ほどのＭＣＴオイルを摂取することが非常に効果的です。

ＭＣＴオイルは味やにおいがほとんどなく、サラッとした食感なので、さまざまな料理に簡単に取り入れられます。ヨーグルトやコーヒー、スープ、サラダなど、日々の食事に気軽に加えるだけで、味を変えることなく摂取することができます。

このように、ＭＣＴオイルは忙しい現代人にとって手軽に取り入れることができる非常に便利なものです。仕事や勉強の合間に、エネルギー源として取り入れて、毎日のパフォーマンス向上に役立てましょう。

COLUMN 4

運動習慣を取り入れる！「家事トレ」の考え方

NEATとは、運動以外の生活活動で消費されるエネルギーのことで、「ニート」と読みます。これは、生命維持に必要な基礎代謝や、家事や仕事といった日常生活での動作のこと。知っていると、メタボリックシンドロームや糖尿病などの生活習慣と関連が深い病気の予防に役立ちます。一般的な運動で消費するエネルギーは約0～5％なのに対し、NEATでの消費エネルギーはおよそ5～6倍の25～30％に相当します。

また、2005年にアメリカの学術誌「サイエンス」に発表された研究によると、「太っている人は痩せている人に比べ、座っている時間が一日当たり164分長い」「アメリカで50～79歳の男女24万人を9年間追跡調査した研究では、一日のテレビ視聴時間が長い（動かない）人ほど心臓血管系疾患での死亡率が高かった」と発表されています。このように、座っている時間が長いことが健康に及ぼす影響は、非常に大きいことがわかります。

家事でも仕事でも、あまり動かない人は健康上のリスクが高まるため、こまめに体を動かすことを心がけましょう。たとえば、こまめに立ち上がったり、階段を使ったりすることが、健康維持に効果的です。

第5章

疲れない体が手に入る「食事習慣」

疲れをとって体を休める食事と言われても
正解がわからない。そんな人は
この章で紹介する手軽にできることから
少しずつ実践してみてください。

疲労回復や抗酸化作用のある鶏むね肉は最強の休養食材

心身に疲れを感じたとき、休息だけではなく「攻め」の回復法を知っていると非常に心強いものです。実は、身近な食材の中でも「鶏むね肉」が最強の疲労回復食材だと言われています。鶏むね肉は、低カロリーで高タンパク、脂質も少ないため、ヘルシーな食材として親しまれていますが、実は疲労回復や抗酸化作用にも優れた働きを持っているのです。

鶏むね肉の秘密は、アミノ酸の一種である「イミダペプチド」が豊富に含まれていることです。イミダペプチドは、疲労回復に役立つだけでなく、傷ついた細胞の修復を早める抗酸化作用を持っています。さらに、炎症の原因となる物質の増加を抑える抗炎症作用もあり、体全体の健康をサポートします。これにより、肉体的な疲労だけでなく、内面からくる疲れも軽減されることが期待できます。また、脳疲労の回復にも非常に効果的であるため、特に仕事や勉強で長時間集中した後などに摂取するのがおすすめです。

鶏むね肉を夕食に１００ｇ追加するだけで、睡眠中に体が効率的に回復し、翌朝には疲れを持ち越さずにすっきりと目覚めることができます。これにより、日々のパフォーマンスも向上し、毎日をより活力に満ちた状態で過ごすことができるでしょう。特におすすめなのはサラダチキンです。パサつきやすい鶏むね肉ですが、調理法を工夫することで柔らかくジューシーに仕上がります。鶏むね肉の両面に片栗粉をまぶし、沸騰したお湯に入れた後すぐに火を止め、蓋をして20～30分ほど余熱で放置するだけで、驚くほどしっとりとした仕上がりになります。

このサラダチキンは日持ちが良いため、常備菜として作っておくととても便利です。毎日の食事に手軽に取り入れることができ、鶏むね肉の栄養を無駄なく摂取できます。たとえば、サラダにトッピングするだけで、栄養バランスが一気に向上し、健康をサポートすることができます。

午後3時以降のレモン水で疲れをとってエネルギーを補給

レモンの酸味の元となるクエン酸には疲労回復作用があります。クエン酸は梅干しやキウイフルーツなど、酸味のある食べ物に多く含まれていますが、毎日の習慣にするならレモン水がおすすめです。レモン水は手軽に摂取できるうえ、クエン酸とビタミンCが一度に摂れるので、非常に効率的です。特に疲れやすいと感じる人は、一日当たりレモン２７００㎎を摂ることで、日々の疲れをリフレッシュさせ、エネルギーを補充できます。

クエン酸には、疲労回復だけでなく、ビタミンCの美容効果もあります。ビタミンCは抗酸化作用があり、肌の健康を保つために欠かせません。さらに、レモン水は複数回に分けて飲むことができ、朝、昼、夜と習慣的に取り入れることができます。酸味には唾液の分泌を促進する効果もあり、口の中の乾きを軽減することができます。乾燥した喉を潤し、スッキリとした気分になることで、心地よく一日を過ごす手助けとなります。また、クエン酸にはカルシウムや鉄分などのミネラルの吸収を助ける働きがあるため、体内で必要な栄養素の吸収が効率的に行われます。

レモン水には注意すべき点もあります。それが、レモンに含まれるソラレンという物質です。ソラレンは、紫外線に当たるとメラニン色素を作る働きが高まり、日焼けやシミの原因になる可能性があります。このため、レモン水を摂取した後に長時間太陽の下にいると、肌が日焼けしやすくなるため、注意が必要です。特に紫外線が強くなる午後3時以降は、なるべくレモン水の摂取を避けることをおすすめします。日中に飲む場合は、朝や昼にレモン水を取り入れると良いでしょう。また、紫外線対策として、日焼け止めを塗るなどの対策を併せて行うと、より効果的です。

レモン水を日常的に取り入れることで、疲労回復、免疫力向上、美容効果を得られる一方で、紫外線の影響を避けるためには飲むタイミングにも工夫が必要です。適切な時間に摂取することで、より健康的で美しい体づくりができるでしょう。

カロリー制限が「だるおも」の原因
一日3食を守ってだるさを解消！

スリムで健康な体を目指すために行うダイエット。しかし、それが日々の「だるおも」の原因になっていることがあります。ダイエットを始めたばかりのころは、目標に向かって順調に進んでいると感じるかもしれませんが、極端な食事制限を続けることで、体に不調が現れやすくなる。その代表が、極端な糖質制限やカロリー制限です。食事制限により、体調を維持するためのエネルギー不足が生じると、思わぬ体調不良や心身の不調を引き起こすこともあるので注意が必要です。

食事で摂取した糖が不足すると、体はエネルギー源として脂肪を利用し、ケトン体を作り出します。このケトン体は高いエネルギー価を持っているものの、同時にだるさや疲労感、頭痛などの原因にもなります。ケトン体が脂肪から作られる過程で、エネルギーが消費されるため、体は一時的に疲れやすくなり、だるさを感じることが増えます。また、ケトン体が体内で増えると、血液中のケトン体濃度が高くなり、汗や尿、呼気に混ざることになります。この結果、体から発せられる臭いが甘酸っぱい香りになり、これを「ケトン臭」や「ダイエット臭」と呼ぶことがあります。

心身ともに健やかな毎日を過ごすためには、適度な糖質摂取が不可欠です。糖質を完全に排除することが必ずしもダイエットに効果的であるわけではなく、むしろエネルギー不足を引き起こし、かえって疲れやすくなる原因となりかねません。栄養のバランスを考えた食事をすることが大切で、一日３食を規則正しく食べることで、体のリズムが整い、エネルギーの供給が安定します。これにより、体力や集中力が維持され、日々のパフォーマンスも向上します。ダイエット中も、無理な食事制限を避け、必要な栄養素をしっかり摂ることが、健康的な体作りには欠かせません。

ダイエット中に「だるおも」を感じることがあれば、それは過度な制限が原因であることが多いのです。食事のタイミングや栄養バランスを見直し、必要なエネルギーを確保することで、体調を維持しながら健康的にダイエットを進められます。

疲れにくくなる栄養素を意識して摂取し疲労回復&身体を整える

いつも体が重たい、慢性的な疲労状態が続くと感じている場合、体調を整えるために必要なのは、漢方薬やビタミンC、オメガ脂肪酸といった栄養素です。特に疲労回復を目的としたサポートにおすすめなのが、漢方薬の「人参養栄湯（にんじんようえいとう）」です。この漢方薬は、血流を改善し、エネルギー不足を補う効果があるため、慢性的な疲労を感じている人に非常に効果的です。また、漢方の力で身体の内側から回復を促進し、持続的なエネルギーを供給するため、疲れにくい体づくりに役立ちます。

さらに、日常的に簡単に取り入れられる方法としてビタミンCの摂取もおすすめです。ビタミンCは、脂質がエネルギーに変換する過程で重要な役割を果たしており、体がエネルギーを効率よく利用できるようサポートします。ビタミンCが十分に摂取されていると、疲れにくく、活力が湧いてきます。また、免疫力の向上や肌の健康維持にも貢献するため、毎日の食事で意識的に取り入れたい栄養素です。ビタミンＣを含む食材としては、柑橘類やイチゴ、キウイ、ブロッコリーなどがあります。

そして、もう一つの重要な栄養素はオメガ脂肪酸です。オメガ脂肪酸は、不飽和脂肪酸の一種で、体内での脂質の代謝をサポートする役割を持っています。これが豊富に含まれている食品としては、青魚（サバ、サンマ、イワシなど）、大豆、豚肉や鶏肉が挙げられます。また、近年注目されている「えごま油」「ごま油」「オリーブ油」といった健康的な油にもオメガ脂肪酸が豊富に含まれており、これらを上手に取り入れることで、疲労感を軽減し、身体の調子を整えることができます。特にえごま油は、クセが少なくサラサラしているため、さまざまな料理に合わせやすく、手軽に摂取できる優れたオイルです。ただし、オイル類は熱に弱いため、加熱調理に使う際には注意が必要です。また、摂取量が多くなりすぎないようカロリー管理にも気をつけましょう。

脱・高GIフードでだるさを解消！「茶色い穀物」で体の負担を減らす

急激な血糖値の上下は、疲労感や不安感など、身体にさまざまな不調を引き起こす原因となります。特に食後の血糖値が急激に上昇することは、体調を乱す大きな要因です。この急激な血糖値の変動を示す指標がGI（グリセミック・インデックス）値です。GI値を意識することで、血糖値の急激な上下を避け、疲れにくくエネルギッシュに過ごせる食事メニューを選ぶことができるようになります。食後の血糖値が急激に上がると、体はその血糖値を調整するためにインスリンを分泌し、結果的に血糖値が急激に下がります。この急激な下落が、だるさや疲労感を引き起こし、また次の高GI食品が欲しくなってしまう悪循環に陥りがちです。

このような不調を防ぐためには、GI値が低い食材を選ぶことが非常に重要です。しかし、すべての食材のGI値を覚えることは難しいため、いくつかの目安を覚えておくと役立ちます。低GI食品としてよく知られているのは、玄米や全粒粉、そば粉などです。これらは、精製されていないため、表面に殻や外皮が残っており、そのため茶色い色をしています。こうした食材は消化に時間がかかるため、血糖値がゆっくりと上昇し、急激な血糖値の上下を抑えることができます。たとえば、白米の代わりに玄米を選ぶことや、食パンの代わりに全粒粉パンを食べることが、血糖値の安定につながります。また、低GI食品は、仕事中の軽食やおやつとしても非常に有効です。これらの食品を選ぶことで、長時間の仕事でもエネルギー切れを防ぎ、集中力を保つことができます。

ただし、低GI食品でも注意すべき点があります。それは、夜10時から夜中の2時の間の時間帯です。この時間帯は、体がエネルギーを消費しにくく、太りやすい時間とされています。そのため、夜遅くに食事を摂る場合、低GI食品であっても食べ過ぎないように心がけましょう。特に、夜の時間帯には胃腸の消化機能が低下しており、余分なエネルギーが脂肪として蓄積されやすいため注意が必要です。

腸に優しい発酵食品キムチは高GABAでリラックス効果もあり

緊張が続く日々の中で、神経が高ぶり、イライラしたり、眠れなくなることはありませんか。特に、仕事や家庭などでのストレスが積み重なると、気づかぬうちに体と心に負担がかかり、日常生活に支障をきたすこともあります。交感神経が活発になりすぎると、体は常に緊張状態にあり、リラックスが難しくなります。こうした状態を改善するために、食事が有効に働くことがあります。

リラックス効果を持つ成分として広く知られているのが、GABA（ギャバ）です。GABAとは、γ（ガンマ）−アミノ酪酸の略称で、脳内で神経伝達物質として作用します。この成分が脳の興奮を抑える働きをすることで、神経が落ち着き、リラックスした状態に導かれます。その結果、心拍数が安定し、血圧も下がり、より穏やかな心持ちになると言われています。ＧＡＢＡはまた、ストレスの多い状況においても、心身を落ち着ける効果を発揮します。

ＧＡＢＡを多く含む食品はいくつかありますが、手軽に取り入れやすく、おすすめなのは発酵食品。中でもキムチは優れたＧＡＢＡ源です。キムチには、乳酸菌が豊富に含まれており、この乳酸菌が体内でＧＡＢＡを生成してくれます。キムチ１ｇあたりには、数億個もの乳酸菌が含まれているとも言われ、その数は驚くべきものです。また、キムチに欠かせない材料の一つである唐辛子に含まれるカプサイシンも、入眠を助ける効果があることが確認されています。就寝の2〜3時間前に夕食としてキムチを摂取することで、スムーズな入眠が期待できます。このように、キムチはリラックスを促進し、質の良い睡眠へと導いてくれる食材となります。

さらに、キムチや納豆などの発酵食品は、腸内環境を整える効果もあります。腸内環境と自律神経は密接に関連しているため、腸内の健康を保つことが自律神経を整えるためにも非常に重要です。腸内の健康が良好であれば、自律神経のバランスも整いやすく、ストレスに強い体をつくることができます。

体にいいのはワインよりビール
疲労を回復し、ホルモンバランスも整う

ポッコリお腹を「ビール腹」と呼ぶことがあります。ビールを飲みすぎると、確かにお腹が出てしまうことがありますが、ダイエットに気を使い、糖質制限をしている人も増えている中で、実はビールはそこまで悪者ではないことがわかっています。ビールには独自の健康効果がいくつかあります。ビールの原料であるホップには、疲労回復を助け、食欲を増進させる働きがあります。また、鎮静作用もあり、リラックスしたいときにぴったりです。さらに、ホップはホルモンバランスを整えるエストロゲン様作用も持っており、特に女性にとっては更年期障害やＰＭＳ（月経前症候群）の症状緩和に効果が期待できます。加えて、ホップには白髪予防や、加齢によるさまざまな悩みにも役立つ成分が含まれています。もちろん、何事も過

剰摂取は避けるべきですが、ビールを適量、一日にグラス１杯程度楽しむことが健康に良い影響を与えることがわかっています。

一方で、最近ではおしゃれでヘルシーなお酒として赤ワインの人気も高まっています。糖質を避けるために、お酒をビールや日本酒から赤ワインに替えた、という人もいるようです。赤ワインには抗酸化作用が強いポリフェノールの一種、レスベラトロールが含まれており、これが動脈硬化やがんの予防に効果があるとされています。しかし、赤ワインに含まれるポリフェノールの中には注意が必要な成分もあり、頭痛や便秘などの症状を悪化させる可能性があります。このようなポリフェノールは、血管を拡張させて血流を促進したり、血圧を上昇させる作用があるため、それほど多く飲んでいなくても偏頭痛を引き起こしてしまうことがあります。

実は、このようなポリフェノールは、チョコレートにも含まれており、ズキズキと血管が脈打つような偏頭痛に悩んでいる人は、ポリフェノールの摂取量を見直す必要があるかもしれません。何事も適量を楽しむことが大切。過剰に摂取しないように注意しましょう。

低カロリー&栄養満点なスーパーフード
鮭を朝食に取り入れよう

ヘルシーな食材としてよく挙げられる「魚」ですが、その中でも特に鮭はスーパーフードと言えるほど優れた栄養価を誇る食材です。鮭には、豊富なビタミン類やオメガ脂肪酸が含まれており、これらは心身の健康に多大な恩恵をもたらします。さらに、鮭に含まれるサーモンピンクの色素であるアスタキサンチンは、非常に強力な抗酸化作用を持っています。アスタキサンチンは、シミやしわの原因となる活性酸素を除去し、紫外線による日焼けのダメージを軽減してくれます。その抗酸化力は、β(ベータ)ーカロテンの40倍、そして美肌の味方であるビタミンEの1000倍にも相当するという驚異的な数値です。これにより、鮭は美肌作りに欠かせない食材として、大変重要な役割を果たします。

また、鮭には眼精疲労や肩こりの改善にも効果があり、これらの不調に悩んでいる方にはとても有益です。さらに、鮭に含まれるオメガ－３脂肪酸は、動脈硬化や高血圧の予防にも役立ち、血糖値を下げる働きもあるため、糖尿病の予防にも寄与します。これらの健康効果は、鮭を定期的に摂取することで、心身のコンディションを維持するのに非常に役立ちます。

調理も手軽で、ほかの食材との相性も良く、さまざまな料理に取り入れることができます。特に、牛乳に含まれるビタミンＢ２と一緒に摂取すると、頭痛の緩和や胃腸の健康維持にも効果が期待できます。ただし、オメガ－３脂肪酸は熱に弱いため、鮭を調理する際は手早く調理することが大切です。朝食に鮭を取り入れることで、牛乳に含まれるトリプトファンがメラトニンに変わり、夜には質の良い睡眠を促進することができます。鮭を日常的に取り入れることで、健康と美容の両方に良い影響を与えることができます。

ほかには、イワシ缶もおすすめ。調理の手間もなく、オメガ－３系脂肪酸を手軽に摂取することができます。

普段からしじみで肝臓をいたわるだけで疲れにくい体が手に入る

二日酔いにしじみ汁が効く理由は、しじみに豊富に含まれるオルニチンの効果にあります。オルニチンはアミノ酸の一種で、特に肝臓の働きをサポートすることで知られています。肝臓はアルコールの分解を担当しており、オルニチンがその機能を助けるため、二日酔いの症状を和らげてくれます。オルニチンは貝類全般に含まれる成分ですが、特にしじみは含有量が高いため、二日酔いや疲労回復に最適な食材と言えるでしょう。

しじみ汁は、天然のスタミナドリンクとしても知られており、その効果は非常に高いです。市販のフリーズドライの味噌汁でも、手軽に栄養を摂取できるため、体に負担をかけることなくスタミナを補充することができます。しじみには、肝臓の働きをサポートするオルニチン以外にも、タウリン、ビタミンB群、鉄分、カルシウム、亜鉛など、栄養ドリンクにも配合される栄養素が豊富に含まれています。これらの栄養素が疲労回復を助け、日々の健康維持に役立ちます。

日常的にしじみ汁を食事に取り入れることで、疲れにくい体を作り、日々の活力をサポートすることができます。また、しじみの身にも栄養がたっぷり詰まっているので、残さず食べるとさらに効果的です。しじみは漢方でも、高い水分調整作用があるとされています。体内の余分な水分を排出し、必要な水分はキープする働きがあるため、むくみや水分過多の調整にも役立ちます。むくみや体調不良を感じた際には、しじみ汁を取り入れると良いでしょう。

さらに、しじみ汁にはアセトアルデヒドの分解を促進する成分であるアラニンやグルタミンも含まれており、これが二日酔いの解消に特に効果を発揮します。飲みすぎた翌朝、しじみ汁を摂取することで、アルコール分解が進み、不快な症状を一気に改善することができます。アルコールの代謝が早まるため、二日酔いの症状が早期に緩和され、すっきりとした気分を取り戻すことができます。

万能香辛料シナモンで体のコリから解放されてリラックス

アップルパイやドーナツなど、甘いお菓子でよく見かけるシナモン。独特の香りが特徴のこの香辛料は、古代エジプト時代から重宝され、薬としても用いられていました。中国では「桂皮（けいひ）」と呼ばれ、漢方薬の生薬としても昔から使用されています。シナモンは、香りだけでなく、その効能にも注目すべき特徴を持っています。

シナモンは、非常に多くの効能を持つ万能の香辛料です。血行を促進し、体内のコリを解消する効果が期待できます。さらに、脂肪の燃焼を助け、毛細血管を若返らせる作用もあります。整腸作用やリラックス効果があり、不安や不眠、めまいの緩和にも効果があるとされています。免疫力の回復や美肌効果もあり、その効能は数え切れないほどです。また、シナモンは抗酸化作用を持ち、体内の活性酸素を取り除くことでも知られています。このように、シナモンを使うことで、さまざまな健康効果を手軽に得ることができ、日々の生活に取り入れやすいのが魅力です。

カプチーノやチャイなど、シナモンが使われている飲み物はリラックス効果を狙ったものです。特にシナモンスティックを使ったシナモンティーは、香りも楽しみながら、心を落ち着ける飲み物としておすすめです。シナモンはパウダーでもその効能は変わらないため、家庭で手軽に使用することができます。キッチンに常備しておくと、日常的に取り入れることができ、炒め物の仕上げに振りかけるだけで風味が増し、健康効果も得られます。

また、シナモンを使ったアレンジも豊富で、スパイシーな料理だけでなく、甘い料理にもぴったりです。たとえば、シナモンパウダーに少し砂糖を加えてシナモンシュガーを作り、お菓子やトーストにふりかけて楽しむのも良いでしょう。ただし、砂糖を加える際は摂取量に注意し、過剰摂取にならないよう気をつけることが大切です。シナモンはその風味だけでなく、健康にも多くの恩恵をもたらすため、上手に取り入れて毎日の生活に役立てることができます。

ハトムギ茶の成分ヨクイニンがむくみを解消&ダイエット効果も

漢方では、体内の「気」「血」「水」の3つの要素がバランスよく調和していることが健康の基盤とされています。それぞれの要素が正常に流れていれば体は元気で、逆にその流れが偏ったり滞ったりすると、不調や病気が引き起こされると考えられています。中でも「水」は、体内の血液以外の水分を指し、具体的には汗やリンパ液などが含まれます。この「水」の流れが滞ることで、むくみや肌荒れなどの不調が現れ、それが「水毒」と呼ばれています。

水毒による不調を改善するためには、生薬として有名な「ヨクイニン」が含まれるハトムギが非常に効果的です。ハトムギはイネ科の一年草で、米や小麦に比べて約2倍ものタンパク質を含む栄養価の高い食材です。そのため、古くから健康に良いとされ、漢方でも用いられています。

ヨクイニンは、体内の余分な水分や老廃物を排出する働きがあり、これによりむくみや肌荒れを改善するだけでなく、新陳代謝を活性化させる効果もあります。また、ダイエットにも効果的で、体内の循環が整うことで、脂肪燃焼を助けてくれることが期待されます。さらに、ヨクイニンには毛穴の状態を整える作用や、角質層の改善にも関わるため、美肌効果があるとも言われています。

このヨクイニンを手軽に摂取する方法の一つが、よく知られているハトムギ茶です。ハトムギ茶は、スーパーや薬局で簡単に手に入れることができ、毎日飲むことで継続的に健康効果を得ることができます。また、スープや料理にハトムギを加えるのも良い方法です。食事に取り入れることで、体内からの水分調整が進み、むくみや肌荒れの改善につながるでしょう。

毎日の習慣としてハトムギを取り入れることで、体内の「水」の流れが整い、健康的で美しい体作りをサポートします。特に、肌荒れやダイエットに悩む方にとっては、非常に効果的な食材と言えます。

楽しく食べる「嚙む嚙むゲーム」で内臓脂肪の燃焼までアップ!?

「よく嚙んで食べる」という習慣は、肥満防止や消化の促進だけでなく、全体的な健康に非常に良い効果をもたらします。食べ物をよく嚙むことで、胃腸がより効率的に消化しやすくなり、消化不良や胃もたれを防ぐことができます。そのうえ、脳を活性化させることにもつながり、体の健康をサポートします。また、嚙むことで唾液が分泌され、消化酵素が働きやすくなります。

また、よく嚙むことにより、幸せホルモンとして知られるセロトニンの分泌が促進されます。セロトニンは体の健康を保つだけでなく、気持ちを安定させ、ストレスを軽減する効果もあります。さらに、セロトニンは内臓脂肪の燃焼効率をアップさせる働きもあり、体型維持にも役立つのです。セロトニンの分泌が促進されることで、心身のバランスも整いやすくなります。

加えて、よく噛むことで体内で生成される化学物質ヒスタミンが分泌され、これが満腹中枢を刺激して食欲を抑制します。これにより、食べ過ぎを防ぐダイエット効果が期待できるのです。このように、「よく噛む」という習慣は、体にとってさまざまな良い影響を与え、健康維持にも大いに役立ちます。

しかし、「よく噛む」という行為が一体何回の噛み方を指すのかを正確に理解している人は少ないかもしれません。医学的には、一口あたり30回程度が理想的だとされていますが、実際にそれを守るのは面倒に感じることもあります。そのため、続けやすくするためには、工夫が必要です。

そこでおすすめなのが「噛む噛むゲーム」のような方法です。たとえば、和歌や俳句を使って、噛んでいる間に適切な言葉数を数えるというゲーム感覚で実践する方法です。和歌なら五七五七七で31回、俳句なら五七五の2首で34回など、噛みながらうまく収めるように工夫を凝らしてみましょう。こうした方法を試すことで、楽しく続けやすくなり、無理なく習慣にできるでしょう。

ショウガは体を温めるだけではない！下痢や便秘などの不調改善効果も

ショウガには特有の辛み成分として、ショウガオール、ジンゲロン、ジンゲロール、シネオールなどが含まれており、それぞれが異なる健康効果を持っています。これらの成分が、ショウガを日常的に摂取する際の魅力の一つとなっています。特にショウガオールは、ショウガを加熱することで生成される成分であり、血行を良くして体を芯から温める効果があります。このため、体温が低めだったり、冷え性の人には非常に効果的な成分となります。また、血行を改善することにより、肩こりや筋肉の疲れを緩和する効果も期待できます。

さらに、ショウガオールには胃腸を刺激して活性化する働きもあります。胃腸の不調、たとえば下痢や便秘を改善する効果があり、腸内環境を整えるためにも役立つことが研究で示されています。そのため、消化不良や食欲不振を感じたときにショウガを摂ることは、胃腸の調子を整える手助けとなります。加えて、ショウガには抗炎症作用もあるため、炎症による胃腸の不快感を軽減する効果も期待できます。

また、西洋医学とは異なり、漢方医学ではショウガの状態によって効果が異なるとされています。生のショウガと乾燥したショウガでは、その利用方法に注意が必要です。たとえば、冷や奴（やっこ）などに添える生のショウガは、体の表面を温める効果があり、手や足の先が温まった感覚を得られますが、体の深部の熱を下げる働きがあるため、体内の熱が高いときや、ほてりを感じるときに適しています。生のショウガは、暑い日や体内にこもった熱を取り除きたいときにおすすめです。

一方、乾燥したショウガは、体を芯から温める効果があり、寒い季節や冷え性の改善に非常に役立ちます。乾燥ショウガは、刻んでスープや紅茶に加えるだけで簡単に摂取でき、温かい飲み物として体を温めることができます。乾燥ショウガの温め作用は強力で、体の内部までしっかりと温かさを届けてくれるため、寒い季節や冷えが気になるときに取り入れると良いでしょう。

体の不調を改善するなら腸内環境を整えるヨーグルトを摂取

ウイルスやストレスに負けない体を作るには、自律神経や腸内の環境を整えることが非常に重要です。免疫力を高めるためには、腸内環境を良好に保ち、腸内フローラのバランスを改善することが欠かせません。特に腸は、体内で免疫細胞の約70％が集まっている「腸管免疫」と呼ばれる部分であり、腸内の状態が直接的に免疫力に影響を与えるとされています。そのため、体の不調を改善したいなら、まずは腸内の環境を善玉菌が優勢な状態に整える必要があります。

そのために効果的な食べ物が、ヨーグルトです。ヨーグルトには、腸内環境を整えて免疫機能を向上させる善玉菌が豊富に含まれており、これらが腸内で悪玉菌を抑制し、腸内フローラのバランスを改善する働きがあります。この作用により、胃腸の調子を整えるだけでなく、結果として全身の体調も改善されるのです。腸内の健康が整うことで、免疫力が高まり、ウイルスや病気への抵抗力が強化されます。

また、ヨーグルトには糖質の吸収を抑える働きがあります。糖質を摂りすぎると、血糖値が急激に変動し、それが肥満や体調不良、さらにはうつ症状などを引き起こす原因になることもあります。そんなときに、食前にヨーグルトを食べることをおすすめします。ヨーグルトに含まれるタンパク質が胃腸の働きを緩やかにし、その後に食べる糖質の吸収を穏やかにすることができます。これにより、急激な血糖値の上昇を防ぐことができ、肥満や健康不調の予防につながります。

さらに、食物繊維が豊富なおからパウダーは、腸を刺激して便意を促す効果があり、腸内環境を良好に保つために非常に有効です。おからパウダーは腸内で水分を吸収し、便を軟らかくするだけでなく、腸の運動を活発にして便秘を予防します。ヨーグルトとおからパウダーを組み合わせることで、腸内環境を整えるだけでなく、便通も改善され、デトックス効果も期待できます。この2つを毎日の食生活に取り入れることで、腸内フローラのバランスが整い、健康的な体を維持できます。

自律神経やホルモンバランスを乱す冷たいものを摂りすぎない

冬に冷え対策をしっかり行う人でも、暑くなると氷の入った冷たい飲み物を大量に口にしたり、薄着になってしまうことがあります。夏になると、どうしても体温調節が難しくなり、外気温の影響を受けやすくなるため、涼しさを求めて冷たいものを摂取することが多くなりがちです。しかし、体を冷やしすぎることは、新陳代謝や免疫力を低下させる原因となり、自律神経やホルモンバランスを乱すことになります。その結果、さまざまな不調を引き起こす可能性があるのです。

特に、そうめんや冷やし中華などの冷たい食事が多い人、運動不足や姿勢が悪い人、体を締め付ける下着や服を頻繁に着る人は、腸冷えを引き起こしている可能性が高いです。腸は体内での重要な役割を果たしており、冷えによってその働きが低下すると、消化不良や便秘、さらには免疫力の低下を招きやすくなります。また、空腹時に冷たい飲み物や糖質の多いものを一気に食べると、血糖値が急激に上がり、その後急降下することで、体調が乱れやすくなります。

冷えが体に影響を与えるだけでなく、脳にも冷えが伝わることで、特に感情をつかさどる脳の扁桃体が過剰に活発化します。これが原因となり、ストレスや不安感が増し、うつ病を引き起こすリスクも高まります。そのため暑い夏でも、冷たい麺類やアイス、ゼリーなどの冷たくて糖質が多い食品を過剰に摂ることは控えたほうが良いしょう。

さらに、近年ではエアコンの普及によって、夏でも体が冷えやすくなりました。特に、冷たい飲み物や食べ物を摂取して、エアコンで冷やされた空気にさらされる生活をしていると、体温調整が難しくなり、体が常に冷えた状態になってしまうことがあります。これを防ぐためには、意識的に常温の飲み物や体を温める食べ物を摂るよう心がけることが大切です。温かいスープやお茶などを摂ることで、体温が適切に保たれ、冷えによる不調を防ぐことができます。

干しシイタケで免疫力をアップし骨や筋肉を強化する

毎日の食事で免疫力アップを目指すなら、おすすめなのが干しシイタケ。シイタケをはじめとするきのこ類は、ビタミンB群やD群、カリウム、鉄分、食物繊維が豊富に含まれており、栄養バランスが良い食材です。これらの栄養素は免疫力を高め、健康を維持するために重要な役割を果たします。特に、食物繊維の一種であるβ-グルカンは免疫を活性化させる働きがあり、医薬品にも使用されるほどの効果が確認されています。さらに、花粉症などのアレルギー症状の予防や改善にも効果があり、日常的に摂取することで体調を整える手助けになります。

軽い風邪で微熱が続くと、体力が落ち、免疫機能も低下してしまい、その結果としてほかの感染症にもかかりやすくなります。そんなときに干しシイタケを食べることで、体調を回復させ、免疫力を高め、熱を下げる手助けをしてくれます。特に、干しシイタケには風味が凝縮され、旨味成分も豊富に含まれているため、風味を楽しみながら免疫力をアップすることができます。

生のシイタケにも十分な栄養素が含まれていますが、天日干しにするとさらに栄養成分が増えることがわかっています。乾燥させることで、ビタミンDが生のシイタケの8倍以上にもなるのです。ビタミンDは免疫機能の維持や調整に欠かせない栄養素であり、カルシウムの吸収率を20倍も高める効果があります。このため、骨の健康にも良い影響を与え、特に加齢による骨の弱体化を防ぐために重要です。また、ビタミンDは筋肉の合成にも関与しており、筋力の維持にも欠かせません。さらに、ビタミンDは油と一緒に摂取することで吸収率が高まるため、シイタケを炒めたり揚げたりして食べると効果的です。たとえば、オリーブオイルやごま油でシイタケを炒めることで、ビタミンDを効率的に吸収することができ、免疫力や骨、筋肉の健康に貢献します。このように、干しシイタケは栄養価が高く、簡単に取り入れられる食材であり、毎日の食事に取り入れることで健康維持に大いに役立ちます。

イソフラボンたっぷりの大豆食品で自律神経の働きを正常化する

大豆は「畑の肉」「大地の黄金」と呼ばれるほど栄養が豊富で、古くから私たちの食生活に欠かせない食材です。その栄養価の高さは、まさに素晴らしく、特に女性にとっては強い味方となる存在です。大豆に含まれるイソフラボンは、女性ホルモンに似た性質を持っており、ホルモンバランスの調整に役立つ成分として注目されています。そのため、更年期障害や月経前症候群（ＰＭＳ）など、女性特有の体調不良を軽減するのにも効果的です。豆腐や豆乳、納豆などの大豆製品を積極的に摂取することで、これらの健康効果をしっかりと実感できるでしょう。

さらに、大豆にはイソフラボンだけでなく、精神的な健康にも良い影響を与えるトリプトファンというアミノ酸も豊富に含まれています。トリプトファンは、幸せホルモンとして知られるセロトニンを作るための材料となります。セロトニンは、精神の安定や気分の向上に大きく関わっており、憂うつな気分や元気が出ないときには、大豆食品を摂取することが効果的です。大豆を意識的に摂ることで、セロトニンの分泌が促され、心が安定し、前向きな気持ちを取り戻すことができます。

また、食事のときにしっかりと集中して食べることが、セロトニンの分泌をさらに促進します。食事中に余計なことを考えずに、その食事にしっかりと集中することで、脳内でのセロトニン生成が助けられます。トリプトファンは大豆食品のほかにも、乳製品やナッツ類、バナナなどにも含まれているので、これらの食材を取り入れることもおすすめです。

さらに、東洋医学では大豆が「気」「血」「水」の３つの要素の不足を補う食品として認識されており、心身の不調を改善する働きがあるとされています。たとえば、自律神経失調症の症状を緩和する効果があるとされるウナギや、心身を整えると言われる牛乳、さらにはレンコンといった食材と組み合わせることで、大豆の効果をさらに高めることができます。

ストレス・血行不良が原因の肩こり・首こりにおすすめなブルーベリー

現代社会ではパソコンやスマートフォンの長時間使用によって同じ姿勢を続けることが多く、筋肉が緊張し血行が悪くなることから肩こりや首こりが引き起こされます。特に、長時間のデスクワーク中に姿勢が悪くなると、肩や首に負担がかかりやすくなります。さらに、パソコンやスマホのブルーライトを長時間浴びることが、目の疲れを引き起こし、それがコリの原因にもなることがあります。目を酷使することが肩や首の筋肉にまで緊張を引き起こしてしまうのです。加えて、ストレスや精神的な負担があると、それが血行を悪化させる原因となり、肩や首のコリがさらにひどくなることもあります。

そんな肩や首のコリを和らげるのに効果的なのが、ブルーベリーです。ブルーベリーはその鮮やかな紫色が特徴的ですが、この色の成分にはアントシアニンという天然色素が含まれています。アントシアニンはポリフェノールの一種で、特に目の網膜の血管や神経細胞を保護する作用があることで知られています。このアントシアニンが、目の疲れを軽減する働きを持ち、目の健康をサポートしてくれるのです。さらに、ブルーベリーには血管の若さを保ち、血流を改善する効果もあると薬膳で伝えられています。ブルーベリーは目の疲れだけでなく、全身の血行改善にも役立つ果物と言えるでしょう。

便利で手軽に取り入れられる冷凍ブルーベリーでも同様の効果が期待できます。冷凍タイプは保存が利き、毎日の食事に取り入れやすいのも大きな利点です。ヨーグルトにトッピングするのもおすすめで、ヨーグルトの酸味とブルーベリーの甘みが絶妙に絡み合い、食べやすさも抜群です。また、蒸しパンを作る際には、干しブドウの代わりにブルーベリーを使ってみるのも、ヘルシーで美味しいアイデアです。ブルーベリーを日々の食事に取り入れることで、目の疲れや血流改善をサポートし、肩や首のコリを予防・改善するための一助となるでしょう。

空腹時間を作って胃腸の負担を減らせば
いつまでも若々しく長生きできる

「腹八分目に医者いらず」ということわざは、満腹になるまで食べないほうが健康に良いという意味です。この考え方は、現代医学の研究でも十分に裏付けられています。たとえば、アメリカのウィスコンシン大学で行われたサルの食生活に関する研究によると、カロリー制限を行ったサルは、年齢を重ねても若々しく、長生きすることがわかりました。この結果は、カロリー摂取を制限することが身体に良い影響を与えることを示唆しています。さらに、金沢医科大学の古家大祐教授の研究でも、カロリー制限が人間の「若返り遺伝子」であるサーチュイン遺伝子を活性化させることが明らかになりました。このサーチュイン遺伝子は、細胞の修復や老化を防ぐ働きがあるとされています。これにより、過剰なカロリー摂取を避けることで、老化を遅らせる可能性が示唆されています。

空腹の時間を意図的に作ることで、通常食べ続けることで疲れてしまう内臓が、本来の働きを取り戻すことができます。これにより、体全体の免疫力が高まり、健康状態が改善されるのです。また、カロリー制限はダイエットにも良い効果があり、健康的に体重を管理するための一つの方法となります。ダイエットだけでなく、生活習慣病の予防にもつながるため、日常的に取り入れやすい健康習慣となるでしょう。

空腹状態のときに胃から分泌されるホルモン「グレリン」は、別名「空腹ホルモン」とも呼ばれ、食欲を刺激する役割を持っています。しかし、このグレリンにはそれだけでなく、細胞内でエネルギーを生産するミトコンドリアを活性化する働きもあります。ミトコンドリアが元気になると、エネルギー代謝が向上し、これが結果として肥満の予防にもつながるのです。つまり、空腹を感じることが、実は体内のエネルギー代謝を改善し、より健康的な体作りに貢献するのです。このように、腹八分目を意識して食べることは、ダイエットや長寿に役立つだけでなく、身体全体の健康維持にも大いに貢献することがわかります。

「隠れ栄養不足」に要注意！バランスの良い食事で栄養摂取を心がける

一日3食しっかり食べているのに栄養不足に悩む人が増えているのは現代の大きな問題です。多くの人は、毎日食事を摂っているのに、それだけでは必要な栄養素が不足してしまうことがあります。この状態は「隠れ栄養不足」や「新型栄養失調」と呼ばれ、特に現代社会では広く見られる現象です。隠れ栄養不足は、偏った食生活や不規則な食事時間、さらには早食いなど、食生活の乱れが原因で発生します。たとえば、ジャンクフードを頻繁に食べることで糖質の摂取量が増えると、体はコルチゾールやアドレナリンといったホルモンを分泌し始めます。これらのホルモンは体をストレス状態にし、その合成にアミノ酸、ビタミンB群、マグネシウムなどの栄養素を大量に消費してしまうため、結果として栄養不足が引き起こされます。このような状況が長期間続くと、身体全体にさまざまな影響が表れることがあります。

アミノ酸はタンパク質の基本的な構成成分であり、私たちの体を構成する筋肉や内臓、皮膚、骨、毛髪、さらには神経伝達物質の生成にも関与しています。特に神経伝達物質の働きが低下すると、気分が落ち込んだり、うつの症状を引き起こすこともあります。したがって、心身の健康を保つためにもタンパク質は不可欠な栄養素となります。これらの栄養素を十分に摂取することが、体調を整えるためには重要です。

さらに、タンパク質は体内の細胞内でエネルギー源であるＡＴＰ（アデノシン三リン酸）に変換されます。しかし、ビタミンＢ群やマグネシウムが不足すると、このＡＴＰの生成がスムーズに行われなくなり、結果的にミトコンドリアの働きが鈍化してしまいます。これによりエネルギーの生産が低下し、慢性的な疲れやすさや体力の低下を引き起こすことがあります。特に、エネルギー代謝が低下すると、日常生活に支障をきたすこともあります。このように、食べ物から十分な栄養を摂ることがいかに重要か、そして偏った食生活が体に及ぼす影響をしっかり理解し、改善することが必要です。

糖質依存から脱却するには かつお節の「出汁」が効果的！

偏った食生活をしていると、糖質依存になりがちです。たとえば、「お腹が空いているわけでもないのに甘いものが欲しくなった」「糖質制限中なのにごはんやパンをドカ食いしてしまった」など、心当たりがある人は糖質依存の可能性が高いかもしれません。実際、糖質依存は単に食べ過ぎが原因ではなく、精神的な要因とも深い関係があります。特に、糖質依存にはストレスが大きく影響しています。砂糖を摂取すると、体内で幸福感を感じさせるドーパミン、セロトニン、ノルアドレナリンといった神経伝達物質の分泌が促されます。そのため、強いストレスにさらされていると、これらの神経伝達物質を求めて糖質を摂取したくなる傾向があるのです。セロトニンは、交感神経の緊張を一時的に緩和する効果があり、そのため、肩や首のコリに悩んでいる人や、ストレスの多い生活を送っている人は、糖質依存になりやすいのです。

このような糖質依存から抜け出すために強力なサポートとなるのが、実は「かつお節」です。かつお節に含まれる「トリプトファン」という成分が、セロトニンの合成を助けるため、糖質に頼らなくてもストレスや緊張をほぐすこともできます。これにより、甘いものを欲しがる衝動を抑える手助けとなります。また、かつお節には亜鉛も豊富に含まれており、亜鉛不足が原因で味覚障害が起こることもありますが、亜鉛をしっかり摂ることでその改善にもつながります。かつお節を使って出汁を取ることで、亜鉛を摂取することができ、自然と味付けを薄くしても満足感を得やすくなるのです。おすすめは味覚を正常に戻す「痩せる出汁」。かつお粉3：煮干し粉1：昆布粉1：緑茶粉末0・5の割合で配合し、お湯150〜200㎖に対し大さじ1杯入れるだけ。冷蔵庫で2週間ほど保存可能なため、まとめて作るといいでしょう。5日くらいで味覚に変化が生じてきます。正常な味覚になると甘いものの摂取が抑えられ、ダイエット効果が期待できます。

巻末コラム

手軽にできる医食同源！季節で変わるおすすめの食品

規則的で、正しく、おいしい食事は健康を保つために欠かせないもの。漢方用語では「医食同源」という考え方です。単純なエネルギー補給や暴飲暴食、または美食を求めるだけの食事とは違って、正しい食事は薬のように体を健康にしてくれるというものです。

この考え方に基づく食事では、食材の組み合わせや調理法だけでなく、季節も重視されます。旬の食材には味だけではなく、健康効果も期待できます。難しく考えすぎることはなく、食べ物と体の生理機能を関連づけることで、わかりやすく生活

体を温める食品と冷やす食品

	陽性（体を温める）	陰性（体を冷やす）
野菜	ニンジン・ニンニク・カボチャ ショウガ・ネギ・ニラ・山芋	トマト・もやし・なす・きゅうり レタス・キャベツ・ゴーヤ
肉・魚	牛肉・鶏肉・ラム肉 マグロ・サバ・カツオ	あさり・しじみ タコ・イカ
飲み物	紅茶・ほうじ茶・甘酒 日本酒・赤ワイン	清涼飲料水・牛乳 コーヒー・ビール
主食	そば・玄米・黒パン	うどん・白米・白パン
その他	黒砂糖・醤油・味噌 胡椒・チーズ	昆布・こんにゃく 洋菓子・マヨネーズ

に取り入れることができます。

漢方では自然界の食べ物を「陽性食品」と「陰性食品」に分けて考えます。陽性食品は寒い土地や季節に採れ、体を温める作用があるもので、反対に陰性食品は暑い季節や暖かい土地で採れ、体を冷やす働きをするというもの。この考え方で、季節や体調によって食べるものを選ぶのです。

旬の時季に収穫される食べ物は、味が良いだけでなく、栄養もたっぷりあります。季節感を楽しめるだけでなく、疲れにくい体を手に入れることにもつながるのです。

工藤孝文（くどう・たかふみ）
内科医・糖尿病内科医・漢方医・統合医療医。福岡大学医学部卒業後、アイルランド、オーストラリアへ留学。帰国後、大学病院、地域の基幹病院を経て、福岡県みやま市の工藤内科で地域医療に力を注ぎ、現在は東京で予防医学の啓発活動を行っている。専門は、糖尿病・自律神経・心身の不調・漢方治療など多岐にわたる。NHK『ガッテン!』『あさイチ』、日本テレビ『世界一受けたい授業』、フジテレビ『ホンマでっか!?TV』など、テレビ番組への出演多数。著書・監修書は100冊を超え、ベストセラー多数。日本内科学会・日本糖尿病学会・日本肥満学会・日本東洋医学会・日本高血圧学会・小児慢性特定疾病指定医。

カバー写真：Nature Picture Library／アフロ

スタッフ
装丁／bookwall
編集／細谷健次朗、三好里奈（株式会社G.B.）
本文デザイン／森田千秋（Q.design）
DTP／G.B.design house

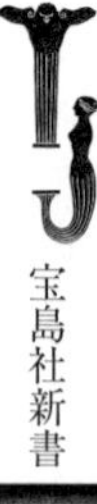

宝島社新書

「休養」にいいこと、1冊にまとめました
（「きゅうよう」にいいこと、いっさつにまとめました）

2025年5月9日　第1刷発行

監　修　工藤孝文
発行人　関川 誠
発行所　株式会社 宝島社
〒102-8388 東京都千代田区一番町25番地
電話：営業 03(3234)4621
編集 03(3239)0928
https://tkj.jp
印刷・製本　中央精版印刷株式会社

ISBN 978-4-299-06733-3